いのちを“つくって”もいいですか？

生命科学の
ジレンマを考える
哲学講義

島薗 進
Susumu Shimazono

NHK出版

はじめに

ふだん私は現代医療を大いに頼りにしています。臨床医の方々を信頼し、「さすが現代医療だ」と感心することも少なくありません。日々、現代の医学や生命科学の恩恵に浴しており、この時代に生まれてよかったと思うこともたびたびです。もっともっと医学や生命科学が進歩して、不治の病とされるような難病の治療法が見つかるのを強く願う気持ちももっています。

しかし、その一方で、新しい「治療法」やバイオテクノロジー（生命工学）の発展についてのニュースを聞くと、そこまでやってしまってよいのだろうかと疑問をもつことも多いのです。とくに、人間の生活のあり方を大きく変えてしまうような医学・生命科学の展開には危うささえ感じます。たとえば、見ず知らずの人に自分の子どもを生んでもらう代理母とか、受精卵を選んで親がよいと思う遺伝的特質をもった子どもを生む、などといった例です。

現代の医学・生命科学の展開に対して私が抱いている危惧は多岐にわたっていますが、この本ではとくに「いのちを〝つくる〟」ような側面に焦点をあてています。人のいのちを現代に生きる人が願うあり方に変えていくようなバイオテクノロジーが急速に発展してきているけれど、人類社会はそれを認めてよいかどうか。この問いに対する考えをまとめることができないでいる。その間にも、科学技術はどんどん進んでいってしまう——これでよいのだろうか、と危うく思う人も少なくないはずです。

今、バイオテクノロジーの発展がどこまで来ているか、よくわかっているのは、そのバイオテクノロジーや医学の研究に取り組んでいる科学者自身です。しかし、科学者たちに尋ねると、科学技術が「いのちを〝つくって〟もよいかどうか」を決めるのは、科学者の役割ではないと答えることが多いです。「それは社会が決めることでしょう」という答えを何度も聞きました。研究の進展にしのぎを削っている科学者たちも、実はその危うさを意識しているのです。

「決めるのは社会」、確かにそうでしょう。では、「何が危ういのか、どうすれば行き過ぎを避けることができるのか」を考えるための道案内をするのはどのような学問でしょうか。それは広い意味での「哲学」です。ものごとを考える際、その基礎となっている価値観や考え方を問い直しながら、問題に取り組んでいく学問としての「哲学」です。

しかし、ここで「哲学」というとき、主に狭い意味での西洋の哲学を念頭に置いているわけではありません。私は「いのち」をめぐる世界の考え方の多様性に注目していますので、西洋起源の哲学においてはあまり取り上げられないような、アジアや日本の価値観や考え方にも注意を向けています。

なぜかというと、現代のバイオテクノロジーや医学の発展がもたらす問題に対して、文化の違いによって答え方が異なってくる場合があり、そしてそのことこそが重要だと考えているからです。「いのちを〝つくって〟もいいですか？」という問いに答えようとすると、文化の違いを念頭に置いた、新しいタイプの哲学的な考察を進めなくてはならないと思うのです。

この本で取り上げているのは、これまで「生命倫理学」とよばれる領域で考察されてきた問題です。しかし、昨今、これまで生命倫理学の領域に直接関わってこなかったような哲学者や思想家や科学者が、そうした問題にチャレンジするようになってきています。「いのちを〝つくって〟もいいですか?」という問いが、世界的な広がりをもった新たな哲学的問いとして重要性を増してきているのです。

これはなかなか容易でない問いです。問いそのものが重いですし、多様な学問領域が関わってきますので、足を踏み外しかねない難しさもあります。しかし、この本ではできるだけわかりやすく、そして読者の皆さんとともに考える、という姿勢で臨みたいと思います。平坦な道ではありませんが、最後までおつきあいいただけることを願っています。

いのちを〝つくって〟もいいですか？
——生命科学のジレンマを考える哲学講義

目次

装丁・レイアウト　矢萩多聞
章扉イラスト　中村圭志
図版　渡辺裕子
校正　牟田都子

序章

生命科学の
“夢”と“限界”

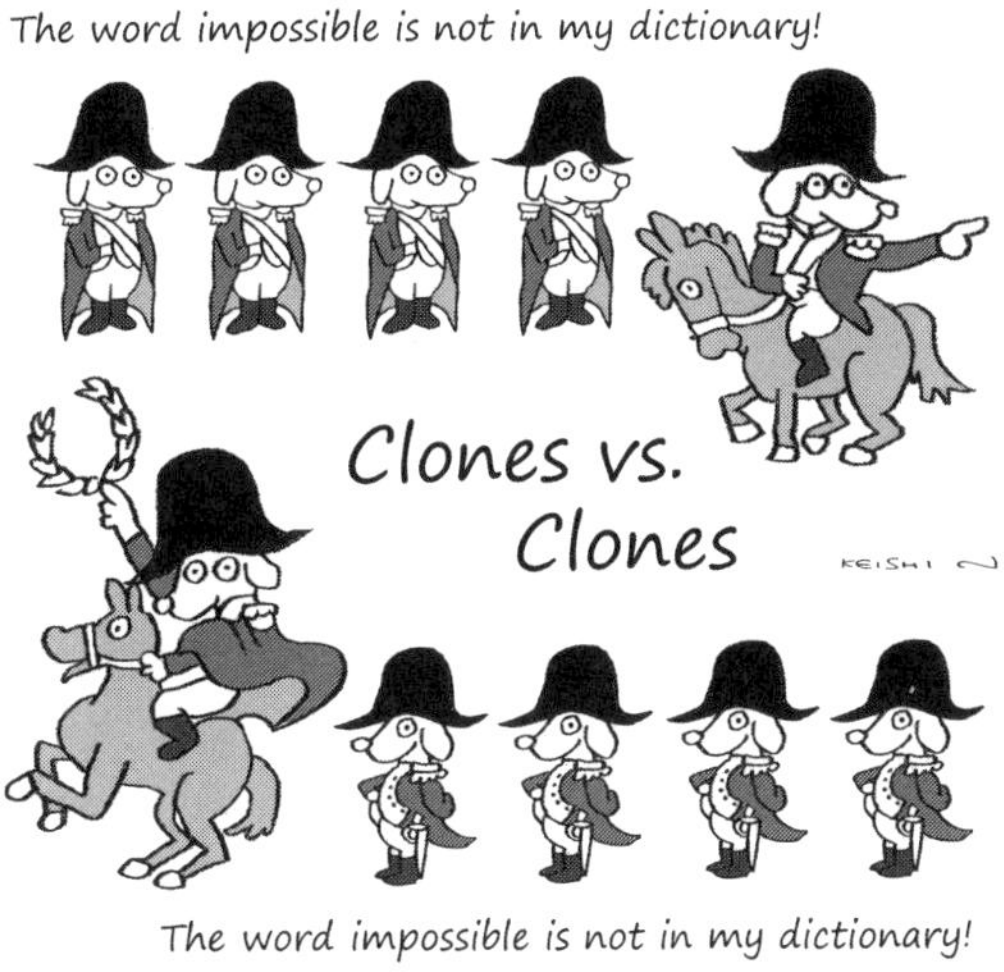

バイオテクノロジーと「永遠のいのち」

手塚治虫のコミック作品を読んでいると、その先見性に驚くことが少なくありません。一九八九年二月、彼が世を去る少し前まで書き続けていた、『ネオ・ファウスト』（『朝日ジャーナル』一九八八年一月一日・八日号〜一二月一六日号）もそうした作品の一つです。

舞台は、大学闘争が盛んだった一九六〇年代の終わりから七〇年代初めの「NG大学」。ノーベル賞候補に何度も名前があがり、「日本科学界が世界に誇る生体工学の権威」として研究に全生涯を捧げてきた科学者・一ノ関《いちのせき》教授は、なお「いのちをつくる」こと、そして人間のクローンをつくり出し、「永遠のいのち」をつくるという夢をもっていますが、いかんせんもはや老齢です。そこで、自身の青春時代を取り戻すため、そして宇宙の真理を解き明かすために若い生命を回復することを願い、悪魔と契約を交わします。その悪魔は妖艶《ようえん》な若い女性の姿で現れましたが、時に凶暴な黒犬に変身して躊躇《ちゅう ちょ》なく人びとを殺害もします。そしてその契約とは、教授を「今までの生活とうって変わった快楽の世界」へと連れていき、教授がその世界で生きる喜びに満足して「時よ止まれ、おまえは美しい」と言うときが来たら、その魂を悪魔に委ねるというものでした。

こうして、若く美しい「牝《メ》フィスト」、つまり女メフィストによって、一ノ関教授の〝クローン〟がつくり出されます。それがもう一人の主人公・坂根《さかね》第一《だいいち》でした。この作品は、ゲーテの傑作『ファウスト』の巧みな本歌取りです。『ファウスト』に「クローン」は出てきませんが、西洋の錬金術の伝統で、秘術によって創造することができるとされた人造人間「ホムンクルス」が登場します。人為的にいのちをつくり出し、若返りや永遠のいのちを得ようとする情熱は、人類文明には古くからあるものでした。

過去の時代に返った若い坂根は、苦労の末に大金持ちの財産を譲り受け、一九六〇年代には科学者となってNG大学の生体工学センターでの研究に加わります。そして、その世界で生きる一ノ関教授本人と親しい関係を結ぶことになるのです。そして坂根も、坂根に対抗しようとする学生運動家・石巻《いしまき》も、また一ノ関教授らを利用して儲《もう》けようと大学周辺で蠢《うごめ》く有力者たちも、人のいのちをつくり出すことを目指すバイオテクノロジーの夢にのみこまれていきます。悪魔と契約した一ノ関教授だけがそのことの愚を悟り、バイオテクノロジーの夢に背を向けて去っていきます。

第一部の最後で、悪魔メフィストは、もともとは同一人物である一ノ関教授と坂根、どちらかが死なくてはならないと告げます。そして悪魔の王ルシファーに「おれを捕まえたい、おれから宇宙の真理を聞き出してみせるとほざきながら、何という哀れなおいぼれだ」と罵《ののし》られながら教授は死に、そのいっさいの研究成果を坂根は引き継ぐことになりました。メフィストは「もう先生はこの世に怖いものはありませんわ。先生は新しい生きものを生み出して創造主の気分を味わうと同時に、このお金を何千倍にも殖《ふ》やして世界の帝王となるのよ」と坂根を誘惑しますが、坂根はその申し出に同意しません。

そして時代は一転、第二部は一九八〇年代後半を舞台に、男盛りになった坂根をめぐる物語となるはずでしたが、開始後すぐの手塚の死によって、この物語は永遠に中断されることになりました。

その未完の第二部では、第一部の最後で死亡する石巻が事前に坂根に託した精子をもとにつくられる、石巻の「クローン」が重要な役割を果たすことになっていたようです。

これはつまりクローン人間なんです。クローン人間というのはご存じのとおり一種の分身でございますんで、石巻の持っている根っからの革命精神というか、闘争精神みたいなものが、生まれた子供にもあるわけです。それをその坂根が何を思ったのか、ホムンクルスのような新しい生物につくりなおしてしまうんです。それが最後主人公として地球の破壊に向かってくわけです、そういうストーリーなんです。あまり色気とは関係ない話で申し訳ないです。いまバイオテクノロジーに持ってる私の不安とか、それから拒否反応みたいなものをメインテーマにしたいと思います。

（『ネオ・ファウスト』四一五－四一六頁「あとがきにかえて」、もとは一九八八年九月二七日朝日カルチャーセンター講演より）

手塚治虫は、現代のバイオテクノロジーが生み出すクローン人間と、古代以来の「永遠のいのち」を求める人間の渇望とを見事に結びつけた作品を描き、世を去りました。それは一九八〇年代末のことですが、そのころはクローン人間の誕生など、現実にはまだ遠い未来の夢物語に近いものでした。しかし、その後のバイオテクノロジーの進展は目覚ましく、それから一〇年も経たないうちにその作品世界を具現化するかのような事態がやってくることになります。

永遠のいのちにつながる「クローン人間」の夢

一九九六年、世界ではじめて、哺乳類のクローンである「クローン羊のドリー」が誕生したことを覚えているでしょうか。世界を驚かせたこのニュースを知り、「人間のクローンをつくり出したい」と夢を膨らませる人たちが現れました。空飛ぶ円盤から託されたメッセージを人類に伝える、と称する宗教団体「ラエリアン・ムーブメント」の創始者であるクロード・ボリロン・ラエルは、クローン人間創造の夢を抱いた一人です。ラエルは、今まさに「永遠のいのち」のための科学技術の道が開けたと考えました。自分とまったく同じ遺伝子をもった子どもをつくり、さらに遺伝子に改良を加えて、もっとすぐれた自分にいくらでも変わっていくことができる。科学の恩恵でそんな世界が近づいた――というのです。

「20世紀の人間」、つまり古い世代の人たちは、やってくる世界に完全に適応することができそうにありません。ぐらついている権威にしがみつこうとする老人たちは、新人類へと向かう止《と》めることのできない進化の過程を、規制したり邪魔したりしようとするでしょう。しかし彼らは、それに対してどうすることもできず、時と共に歴史博物館へ、いやむしろ、先史博物館へと追いやられてしまうでしょう。（中略）

人のクローニングに反対であるということは、永遠に生き続けることにも反対だということになります。ある意味では、これは良いことです。永遠の生命に反対

だったら、彼らは結局、死ぬことになるのですから。（『クローン人間にYes！——科学の力による永遠の生命』七−八頁）

ラエルは、バイオテクノロジーがもたらす成果を肯定できるかどうかは、その人の「死生観」に関わると述べています。「生の肯定に与《くみ》する者はこれに福音を見出すはずだ。かつてニーチェが唱えた〝超人（新人類）〟が、現実のものとなる展望が手に入った」というのです。

永遠に生きるということが義務であってはなりません。実際、永遠の生命は、それを望む人たちのためだけにあるべきです。（中略）うつ病の人の中には、75歳という「普通の」寿命を生きる考えにも押しつぶされ、寿命に達するずっと前に自殺をする人もいます。

ですから、自由に選択することができて、決して強制されない永遠の生命という考えは、生きることが幸せな人たちや、人生がもたらす喜びを止めたくない人たちだけを引きつけることができます。

だからこそ、幸せと喜びを教えることが、新人類の哲学のために、非常に重要な点の一つとなります。

人生は苦しみと犠牲のためにあると教えられ、育てられれば、もちろんこの「悲しみの谷」から抜け出すために死を求めることになるでしょう。(同、九頁)

「限りあるいのち」と「永遠のいのち」、どちらを選ぶかと言われたら、それは後者だろう——ラエルはそう述べて、現代のバイオテクノロジーに大きな期待を寄せています。現実的に考えれば、「永遠のいのち」など得られることはないけれど、「もっと快適でもっと幸福ないのち」ならば求めたい、と思う人は少なくないでしょう。これから本書で見ていくように、現代の医療は人びとに「幸福に満ちたいのち」を求める欲望を止めどなく引き起こすもののようです。ラエルは、現代医療がよびさますそんな「夢」にエールを送っているのです。

進化し、分化する人類の未来

さて、それと同じころ、アメリカの生命科学者リー・シルヴァーは、クローン羊が誕生し、また人のゲノム（遺伝情報の総体）解読が急速に進んでいくようなバイオテクノロジーの著しい発展を横目に、『〝エデンの園〟をつくり直す（*Remaking Eden*）』を著しました（邦訳書名は『複製されるヒト』）。この本のはじめに、バイオテクノロジーによる生殖・遺伝技術の発展の結果として想像される未来社会の姿が、二〇一〇年、二〇五〇年、続いて二三五〇年と段階を追って描かれていきます。いずれもその舞台はアメリカ。ただし、「それは、あなたがよく知っている国とはまったく違っている」、SF的な未来社会です。

一番の違いは、一九八〇年代に始まった社会の二極化が行くところまで行き着き、すべての人間が二つの階級のどちらかに属するようになったことだろう。一つはナチュラルと呼ばれる階級、そしてもう一つは遺伝子改良人類、ジーンリッチと呼ばれる階級である。（『複製されるヒト』九頁）

シルヴァーが描く未来社会では、さまざまな「ジーンリッチ（gene rich＝すぐれた遺伝子）・タイプ」、すなわち特定の能力などについて、よりよい方向へ遺伝的に進化を遂げていった人びとの系統が存在します。「スポーツ選手のジーンリッチ家系」を考えると、たとえばそのサブタイプの一つである「ジーンリッチ・フットボール選手」、さらに「ジーンリッチ・ランニングバック」「ジーンリッチ・クォータバック」と、いくつものサブタイプに分かれている、というように。同様に、科学者、ビジネスマン、音楽家、画家、などありとあらゆるジーンリッチ・タイプが、同じようなプロセスで進化しています。

シルヴァーは、やがてはこのようなレベルにまで進む可能性もあるバイオテクノロジーの発展が、今後の私たちの社会において、現実にさまざまな倫理的・政治的問題を生むだろうと予想し、そうした生殖・遺伝の技術の利用に反対する意見について一応の論述を行っています。しかしその一方で、シルヴァー自身は「最終的にはそうした反対意見も効力をもたないだろう」と予想しているのです。倫理的な議論は活発に行われるだろうけれど、結局、それによって事態は変わらない。市場経済の論理に従って、生殖・遺伝の技術の発展が進んでいく――これが『〝エデンの園〟をつくり直す』で表明された、シルヴァー自身の見方です。

そして、この本の最後では、もっと遠い将来、人類を超えて進化した〝新しい知的生命〟の誕生に至る、との未来予想をも示しています。「科学者」であるシルヴァーは、バイオテクノロジーの発展の先に最終的に訪れるであろう〝夢の未来〟を語っているように見えますが、そこで描かれた未来像は、「宗教家」であるラエルの夢想とかなり近いものに思えるのではないでしょうか。

「限りあるもの」がもたらすこと

こうして訪れる未来は、本当にすばらしいものなのでしょうか。

ラエルやシルヴァーが想像した未来では、よりすぐれた素質を選び取り、それをさらに伸ばしていこうという方向が目指されます。それは裏を返せば、必ずそこからこぼれ落ちていくものがある、ということを意味しています。

第二章でも詳しく論じますが、近年注目を集めている「出生前診断」というものをご存じでしょうか。これは、妊婦さんのおなかの中にいる赤ちゃんに先天的な疾患などがないかを調べるものです。そこで染色体に何らかの異常が見つかった場合、大半の人が妊娠を途中であきらめるという選択をする、という現状があります。そして、その出生前診断において現在確認されていることの一つが、「ダウン症」の有無です。

ここで『ようこそダウン症の赤ちゃん』という本を少し見てみたいと思います。五歳のダウン症の娘・麻由さんのことを、母親の清水千鶴さんはこのように語っています。

娘の麻由（まゆ）が生まれてすぐにダウン症とわかり、精神的ショックで身も心もボロボロだった頃、障害を知った夫の母が、電話口でこう言ってくれました。

「みんなで一緒に育てていこうね」

その言葉がうれしくて、堪《た》えていた涙が一気にあふれ、止まらなくなりました。夫は泣いている私を抱きしめ、「悲しい時はひとりで泣かないで。ぼくがいるから」と言ってポロっと涙をこぼしました。この時のことは、一生、忘れません。結婚したての頃、映画やドラマに感動して私よりも泣き虫だった夫は、この日を境に「泣かないパパ」になりました。私たちは、娘の存在で、前よりずっと強い絆《きずな》で結ばれています。お互いに強くなり、優しくもなれました。

麻由が生まれた頃は、あんなに自分の不幸を嘆き、もう二度と立ち直れないと思っていたのに……。今私は、以前よりずっと幸せです。これから先もいろいろなことがあるでしょうけれど、もう私は自分を不幸だと思うことはないでしょう。私に本当の幸せの意味を教えてくれた娘に、今は感謝の気持でいっぱいです。

麻由、生まれてきてくれてありがとう。麻由の優しさは家族みんなの宝物です。

いつまでもみんなで仲良く暮らしていこうね。（『ようこそダウン症の赤ちゃん』一三六頁）

ダウン症の子どもは、いわゆる正常な子どもにできることが、十分にはできないところがあるかもしれません。ところが、そうした「限界」をもった子どもこそが、大きな幸福をもたらし、とても豊かないのちのつながりをもたらしてくれる、ということがこの本からは強く、深く伝わってきます。

生まれてくるいのちはすべて「授かりもの」です。ですから、親が願ったとおりでない子どもが生まれてくることもあるでしょう（そもそも、子どもとは、親の思うようにはならない存在なのではないでしょうか）。確かにそれは、自分が目指したような形の幸福ではないかもしれない。でも、目指したものではなく、〝授かったもの〟から幸福がやってくる――そのような経験を通して私たちは、「限りあるいのち」の尊さを学んでいくのかもしれません。

しかし、「幸福に満ちたいのち」をひたすら求めるような未来とは、そのような「限りあるいのち」という真実を遠ざけてしまうのではないでしょうか。バイオテクノロジーが描く夢の未来に、どこか暗い影、不安をぬぐいきれないのは、「限りあるいのち」という真実がすっかり抜け落ちているからかもしれません。

進んで「死」を受け入れる

ラエルの言葉のなかに「七五歳という『普通の』寿命」という言葉がありましたが、現代の日本社会では、七五歳で亡くなっても「まだそんな年なのに」と言われるかもしれませんね。七五歳になると、これまで加入していた国民保険や健康保険からはずれ、後期高齢者だけの独立した医療制度に組み入れられます。

この制度をつくるための法案が審議されていた二〇〇六年当時、これは現代の「姥《うば》捨て」制度だと批判されました。「姥捨て」とは年寄り、すなわち高齢者に自ら進んで死んでもらうようにしむける、ときには年寄りを山に捨ててくるという風習です。岩手県遠野地方の伝承を記した柳田國男の『遠野物語』（一九一〇）などにも、それをうかがわせる伝承が出てきます。高齢になった者は、やがて亡くなるとその遺体を捨てられる地域の近くに移り住むのがあたり前のことだったというのです。その事実だけを見るとたいへん残酷な話だと感じられるかもしれません。「姥捨て」とは老いた者を見捨てる文化だ、と悲しく思う人も多いことでしょう。

この姥捨て伝承をもとに『楢山節考《ならやまぶしこう》』という小説を書いて世を驚かせたのは、隻眼《せきがん》の作家、そしてギター奏者でもあった深沢七郎（一九一四－一九八七）です。近代化以前の貧しい寒村を舞台にしたこの作品では、家族のため、子孫のため、神や先祖のため、そして自分自身の誇りのために自ら進んで姥捨山（楢山）に捨てられにいく七〇歳の「おりん婆さん」の姿が描かれています。おりん婆さんは、息子の辰平《たつへい》に負われて神のいる楢山に置き去りにされにいきます。

おりんは筵《むしろ》の上にすっくと立った。両手を握って胸にあてて、両手の肘《ひじ》を左右に開いて、じっと下を見つめていた。口を結んで不動の形である。帯の代りに縄をしめていた。辰平は身動きもしないでいるおりんの顔を眺めた。おりんの顔は家にいる時とは違った顔つきになっているのに気がついた。その顔には死人の相が現れていたのである。

おりんは手を延して辰平の手を握った。そして辰平の身体《からだ》を今来た方に向かせた。辰平は身体中が熱くなって湯の中に入っているようにあぶら汗でびっしょりだった。頭の上からは湯気が立っていた。

おりんの手は辰平の手を堅く握りしめた。それから辰平の背をどーんと押した。

辰平は歩み出したのである。うしろを振り向いてはならない山の誓いに従って歩き出したのである。（『楢山節考』九七－九八頁）

残酷な場面と言うべきでしょうか。ただ、その土地や共同体がもっている富が限られた世界で生きることができるいのちには、限りがあります。そのような環境において、年寄りは、家族や村が生き延びていくために去っていかざるをえない存在だったのです。

おりんは自ら進んで死に向かっていきます。自身の「限りあるいのち」を自覚し、自らが生きながらえることを望まないわけですが、それは同時に息子や孫、そして村人たちのいのちを守るための行為でもありました。それは必ずしも悲しいだけの最期ではなく、慈しみと思いやりに満ちた生き方を指し示すものでもあったのです。

「限りあるいのち」の自覚から考える

この本では、「現代のバイオテクノロジーや最先端の医療が目指しているものが、ほんとうに私たち人間の幸せをもたらすのだろうか」というテーマについて考えていきたいと思います。まずはじめに、バイオテクノロジーと医療が、私たちの欲望を限りなく満たす方向――すなわち「幸福に満ちたいのち」を求める方向――に進んでいこうとする傾向を見ていきます。現代医療に見られる「より幸せなからだになる」「生まれてくる子どもを選ぶ」「いのちの始まりをつくる」といった側面です。そしてまた、それに対する懸念の声がどのような形で表されてきたのか、という経緯も示していきたいと思います。

こうした問題が強く意識されるようになったのは二〇世紀の終わりごろからですから、それからの二〇年ほどの間のバイオテクノロジーの発展と、それによって生じてきた倫理的な課題に対するさまざまな議論についても整理してみたいと思います。そして、そこから浮かび上がる問題や懸念を、一九三二年の時点で予見していたとも言えるオルダス・ハクスリーのディストピア小説『すばらしい新世界』に注目し、そこから学べることを掘り下げて考えてみましょう。

バイオテクノロジーと生命倫理の関係を問う議論は、従来、欧米では活発になされてきた蓄積があり、そこでは主として「人間の尊厳」や「個人のいのちの神聖性」というところに焦点があてられてきました。

一方、日本ではそもそもこのテーマに関する議論自体がまだ十分に行われていない、というのが実状だと思いますが、そこには「文化の相違」という問題が大きく関わっている、と私は考えています。欧米でなされている議論の基軸になっているものが、深層の部分でキリスト教や西洋の文化伝統の影響を受けているために、それとは大きく異なる思想・文化的背景を培《つちか》ってきた日本人の思考様式とうまく嚙み合わないところがあるのではないか、そのように思うわけです。そこで、仏教や神道、またより広くアニミズムなどの影響が濃い日本において、人のいのちの始まりや死という問題がどのように扱われ、考えられてきたのかを見ていきます。「いのちの尊さ」というような問題は、どのような文化にも通じる一つの答えを求めるだけではなく、宗教や文化、思想などの違いを意識しながら考えていくべき課題なのではないでしょうか。

欧米的な生命倫理がかかげてきた「人間の尊厳」や「個人のいのちの神聖性」といった観点に対して、この本では、この章でその可能性を示した「限りあるいのち」という自覚に基づいた、〝つながりのなかのいのち〟の尊さを重視する、という論点を示したいと考えています。それはまた、「限りあるいのち」の自覚にそったバイオテクノロジーや医療のあり方について、考えを深めることでもあります。本書を通して、一緒に考えていきましょう。

第1章

身体を“改造”すれば幸せに？

治療を超えた“エンハンスメント”

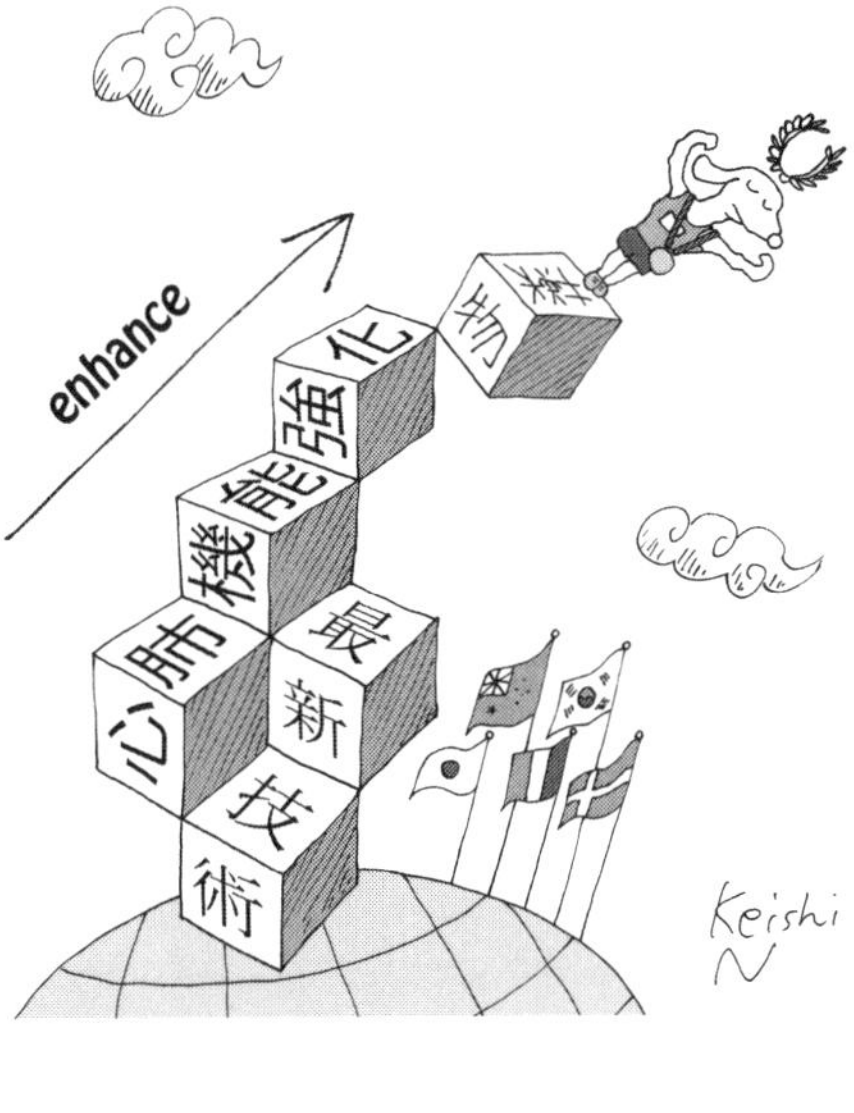

記憶を変えるという〝医療〟？

戦場での苛烈《かれつ》で凄惨《せいさん》な記憶のために、帰還してからの生活が困難になり、なかには自殺という道を選んでしまう元兵士は決して少なくありません。これは、ベトナム戦争においてもイラク戦争においてもアメリカ軍の兵士たちに広く見られたことであり、また私たち日本人についてもアジア・太平洋戦争に参加した兵士たちの間で、同様の経験に苦しんだ人が多数存在しました。自分は生き残ったけれど、多くの仲間たちがひどい境遇のなかで無残に死んでいったこと、自身のからだに一生癒えない傷を負ってしまったこと、また自分たちが正当化しにくい仕方で罪もない多くの人を傷つけ、いのちを奪ってしまったことが、脳裏に焼きついて忘れられない。彼らは、その凄惨な記憶に苦しめられて、平穏な日常を取り戻すことができないでいます。

戦争に関わるこうしたPTSD（心的外傷後ストレス障害）に苦しめられている元兵士たちに対して、その重く苦しい記憶がよみがえってこないよう、何らかの手を講じることはできないか――そのような課題に対する長年の取り組みを経て、近年、精神医学や脳科学の発展により、実際にトラウマ的な記憶の解消を目指す医療が現実のものになってきました。つらい記憶がよみがえるときに活性化する脳の部位に薬物を作用させ、それを鎮静化させようというのです。

いわば〝記憶鈍麻《どんま》薬〟ともいうべきこの方法は、発端にあるPTSDの緩和という目的を超えて、広範囲の目的に用いる可能性が考えられそうです。自らが参加した戦場での殺戮《さつりく》の記憶のために、戦闘意欲が極端に低下してしまった兵士、というケースを考えてみましょう。その兵士にこれと同様の措置を行えば、彼を苦しめていたつらい記憶はぬぐい去られることになります。すると、彼は失っていた戦闘意欲を回復して、やがて新たな戦場に復帰して大いに軍事的能力を発揮できるようになる……。

どちらの場合も、同様に「記憶の操作」が行われているわけですが、前者は苦しみを癒やすための治療として行われているのに対して、後者の場合、意欲や能力を活性化させるためになされていることになります。ところで、果たしてこれは「医療」なのでしょうか。

もっと幸せなからだに

医療の基本は、病気やけがなどによって苦しんでいる人をその苦しみから救ってあげることです。「働くはずの身体がうまく働かないために苦悩を生むので、それが機能するように戻してあげる」のが本来の目標でしょう。

しかし、現代の高度に発達したさまざまな医療技術は、「ふつうに機能する身体を、それ以上のものに変えていく」ことにも応用することができるのです。

もっとも身近でわかりやすい例は、美容整形でしょう。一重まぶたであることは何ら病気ではありませんが、これを自分の希望で二重まぶたにしてもらう、というように。他にも痩身や豊胸など、自分が「よりよい」と思う何かを手に入れるために、医療技術が用いられています。また、たとえばホルモンの異常のために身長がなかなか伸びない子どもに対して、適切なホルモン剤を投与する治療を行えば、平均的な身長に達することは可能なはずですね。では、「子どもを優れたバスケットボール選手にしたい」という目的で、同じホルモン剤を平均以上の身長の子どもに投与したとしたら――このようなことも、技術的には十分に実現可能になっているのが今日の状況です。

医療技術のこのような使い方を、本来の目的である「治療（therapy）」に対して「エンハンスメント（enhancement）」とよびます。「強めること」とか「増強」という意味の英語で、「増進的介入」などと訳されることもありますが、次第に「エンハンスメント」という（カタカナの）言葉そのもので使われるようになっています。

エンハンスメントの欲望の行方

現代の医療では、エンハンスメントが広まりつつあるのではないでしょうか。医療の目的が、治療のための医療から、より一層の幸福や能力を得るための医療、人びとの欲求・欲望を満たすための医療へと拡大されていくと、その結果は社会の非常に幅広い範囲の問題に影響を及ぼすことが予想されます。そしてそれを制限するものが何もなければ、人間の欲求、こと健康について願い求めることには限りがないので、こうした傾向はどんどん進んでいくことでしょう。

では、進んでいったその先には何が待っているのでしょうか。一例として、序章でも触れた「子どもを選ぶことができるようになる」ということについて、まず考えてみましょう。近年になって急速に広がってきている新しいタイプの「出生前診断」によって、おなかの中にいる赤ちゃんが先天的な異常をもっていないかどうかを、胎児の染色体を調べることで、妊娠のより早い段階で、またより高い精度で調べることができるようになってきています。それによって妊婦さんが負うリスクはより小さくなり、障害があるかどうかもより正確に判別できるようになってきました。これは確かに、一面では医学の勝利であると言えるでしょう。でも、そこでたとえば「ダウン症をもって生まれてくる可能性が高い」と判定されたとしたらどうでしょうか。そのような何らかの障害があると聞いたために生むことをあきらめてしまう、というケースは実際に少なくありません。

この出生前診断がさらに前の時点、つまり受精後、早い時期に遺伝子検査技術を用いてその性質を詳しく調べることができるようになったらどうでしょうか。受精卵が子宮に着床する前の段階で、どの子どもを生むかを親が決めることも可能になってきます。そして、受精よりもさらに前の段階、受精させる精子や卵子をどのようなドナーからもらうかを親が選ぶ、ということも、実はすでに広く行われています。より健康な、さらにはより高い知性や運動能力、容姿などを備えた子どもを望む（選別する）、つまり親が子どもを選んで生むという「デザイナー・ベビー」への歩みが進んでいるのです。

再生医療でからだを「取り換える」

他方で、壊れたモノを修繕するように人のからだを回復させる「再生医療」の研究が急速に発展し、大いに期待が高まっています。そこでカギになるのが〝万能細胞〟です。万能細胞とは、二〇一二年にノーベル生理学・医学賞を受賞した京都大学の山中伸弥教授がつくり出したことで一躍有名になったiPS細胞、またそれに先行して研究が進められてきたES細胞（胚性幹細胞）のように、「体のさまざまな細胞に分化する能力を備えた細胞」のことで、これからからだ全体に発展していく、いわば〝いのちの始まり〟の段階の、あるいはそれに等しい可能性をもつ幹細胞です。その万能細胞を用いて、病気や老化で機能が失われたからだの組織を新たに再生する再生医療によって、多くの病気を治せるようになり、より一層の長寿が実現することが期待されています。現時点では、万能細胞を利用して病気のメカニズムを解明し、治療の手立てのない難病の克服を目指せるのではないか、といったことが実現に近い研究として大いに期待されています。

一方で、技術がさらに進めば、機能が低下した細胞や組織、さらにはより大きな臓器でも、新しいものとすっかり取り換えてあげることで、元通りの身体能力をよみがえらせることができるかもしれません。現在の臓器移植医療では、遺伝子が異なる他人の臓器をもらってくるため、常に拒絶反応の問題が伴います。でも、もし自分とまったく同じ遺伝子をもった臓器を得ることができれば、拒絶反応のまったくない臓器移植が実現できるかもしれません。実際に、他の動物の体内などで、自分のからだに由来する万能細胞から心臓を培養し、弱ってしまった心臓と取り換える、といった研究も進められています。

このような再生医療の技術がより発展し、また誰もが手軽に受けられるものになったとしたら、この技術は病気の治療を超えて用いられることもあるのではないでしょうか。歳をとって機能・能力が衰えてきたら、その部分「だけ」を取り換える、というように。もし、そのようにしてからだが部品のように交換可能になったら、その次にはどんなことが考えられるでしょうか。

遺伝子から人をつくり変える

このような状況に加えて、人間の〝遺伝子〟のレベルにまで到達して治療を施すような医療、というものも見えてきています。いわゆる「遺伝子工学」と呼ばれる技術を医療の現場に応用するものです。実際に、遺伝子そのものに操作を加えるような治療技術はすでに導入されてきていますが、今のところごくわずかの、遺伝性の難病などだけが対象です。しかし、動物を対象とした研究においては、その生物の生来の性質を変えていくような実験や試みがすでに数多くなされ、たとえば、家畜をより商品価値の高いものにするために、遺伝子を組み替えた牛や羊をつくる、といった技術に多額の投資が行われています。

序章でも触れたように、一九九六年、「クローン羊のドリー」によって世界ではじめて、哺乳類の「クローン」が誕生しました。クローンとは、「ある個体とまったく同じ遺伝子をもった、別の個体を生み出すこと」であり、遺伝子工学の最先端にあるものと言えるでしょう。ところで、このクローン羊のドリーの研究に投資していたイギリスのバイオベンチャー企業が目標としていたのは、なんと「人間の遺伝子を羊に組み込んで、人間のタンパクを含んだミルクを出す羊をつくり出す」ことだったのです。成功すれば、家畜である羊が、人間にとって栄養価がきわめて高いミルクを提供してくれることになりますね。そして、羊にこのような遺伝子操作ができるのであれば、理論的には、人間に対してもできないはずはありません。もし、今は限定的になされている人間の遺伝子治療がより広範囲に拡大していったとすれば、これまでの人間がもっていなかったような特殊な性質や能力をもつ人間が誕生するかもしれない、ということは十分に考えられることです。これはある意味、〝人間改造〟とも言えるような事態ではないでしょうか？

より強く、より有能に、より幸せに

このように、これまで私たちがまったく考えてこなかった、想像もしなかったような医療のあり方が現代社会には急速に広まりつつあり、その根幹には、日々発展を続けるバイオテクノロジー（生命工学）の存在があります。これまで治せなかった病気が治るようになるのは、確かに喜ばしいことです。しかし、このような医療を無制限に進めていくことは、本当によいことなのでしょうか。そもそも、このようなバイオテクノロジーの利用の仕方は「医療」とよべるものなのでしょうか。

今まさに、私たちはこうした問題に直面しつつあり、それを真正面から考えていく必要が生じてきているのではないかと思います。そこで用いられるようになった言葉・概念が、この章の冒頭に取り上げた「エンハンスメント」です。エンハンスメントは、「より強い、より有能な、より幸せな」人間を求める科学技術と言えるでしょう。このような医療の発展は、この先どのように、どこまで進んでいくのでしょうか。こうした大きな課題が、二〇世紀の末ごろから社会全体への問いとして浮上してきたのです。

治療を超えた医療へ

さて、二〇〇〇年代前半、「人工妊娠中絶は聖書の教えに反する」との保守的なキリスト教思想を信奉するジョージ・W・ブッシュ大統領時代のアメリカ政府は、最先端のバイオテクノロジーに立脚する、人間の受精卵＝胚を用いたクローン（これを専門的には、「ヒトクローン胚」と言う）の作製・利用やそれに基づく再生医療などの研究の展開に、大変慎重でした。そして、ヒトクローン胚を作製して研究に利用してよいのか、つまり、初期の胚という「いのちの始まり」に介入することは許されるのか、をめぐる倫理的課題について審議が行われ、四年間、そのような研究に対する国家支出を凍結し、政治的決定として一時的な〝モラトリアム〟が設定されました。

このモラトリアムの方針を示したのは、ブッシュ大統領によって設置された「大統領生命倫理評議会」です。その評議会の座長で、もとは分子生物学者で哲学者に転じたレオン・カスは、モラトリアム案の提示に続いてエンハンスメントの問題を取り上げます。つまり「バイオテクノロジーとそれを用いた医療の進歩によって広がりつつある、人間改造につながるような医学・医療をどこまで認めてよいのか」という課題について集中的な討議を行ったのです。

一九九〇年代から、欧米諸国の生命倫理を専門とする学者たちの間で、この課題についての議論はある程度行われていましたが、大統領生命倫理評議会というアメリカの国家的な機関で、文系理系の枠を超えたさまざまな分野の有識者によって集中的に討議が行われたという点で、これはたいへん大きな歴史的意義をもつものでした。この議論の結果は、二〇〇三年末に『治療を超えて（*Beyond Therapy*）』と題された報告書にまとめられました。このタイトルには、「これまで医療の目的は〝治療〟であると考えられてきたが、現代のバイオテクノロジーは〝治療を超えた〟領域へと踏み込みつつある」という認識、そして「そのような新たな意味の医療を支えるバイオテクノロジーのあり方を是認してよいのか」という問いかけが、重要なメッセージとして込められています。

「より望ましい子ども」を求めて

『治療を超えて』であげられた四つのテーマを参考に、エンハンスメントに潜んでいる問題を具体的に考えていきましょう。

一つ目は「より望ましい子ども」を選び育てる、というテーマです。具体的に大きく二つの事例が取り上げられていて、まず一つは「子どもの性別を選ぶ」ということ、つまり「生まれてくるいのちの選択」に関わることです。文化によっては、人びとが「男の子どもをほしい」と強く期待する地域や集団が存在します。たとえば、私たちのお隣の国である中国や韓国では伝統的に、男子に氏族を継いでほしいという意識が強く、そのために男の子が生まれることを望むことが知られています。また他にも世界各地にそうした傾向の見られるところがあって、実際に出生する子どもの比率が、男の子が多いほうにかなり偏っている地域が少なからず存在します。さまざまなケースが考えられますが、とにかく何らかの方法を通じて、意図的に女の子が生まれることを制限しているのだと考えられるでしょう。

しかし、先ほども述べたように、現在はバイオテクノロジーの力を利用して、もっと早い段階で希望する性別の子どもを産み分けられるようにする技術を開発する動きもあります。はじめから体外受精を行って、その受精卵の遺伝子を調べれば、男の子が生まれるのか女の子が生まれるのかを確実に知ることができます。もし男の子を希望するならば、「男の子になる受精卵」を選んで子宮に戻して着床させればよいわけです。これはすでに実行可能な技術となっていて、アメリカのような国ではお金さえかければ（これが難しいわけですが）そうすることを選べるようになっているのです。

では、この技術を用いる人が増えて、多くの人が自分の望む性別の子どもを選んで生んでいったとしましょう。その結果、たとえば先ほど紹介したような価値観の社会で、男の子ばかりが多くなっていったとしたら……いずれたくさんの男性が結婚できずにあぶれてしまう——というのはまだ笑い話のネタにできるかもしれませんが、現実にその度合が強まれば、共同体や社会が維持できなくなるような不安定な状況につながらないとも限りません。

これは想像しやすい単純な一例ですが、先に触れた「デザイナー・ベビー」など、他にもさまざまな社会的弊害が出てくるかもしれません。それでもなお、私たちはこのような技術を利用する道を選んでいくのでしょうか。

落ち着かない子を落ち着かせる方法

もう一つは、「子どものふるまいを改良する」ことについての議論です。子どもたちのなかには、一つのことに集中できず気が散ってしまったり、みんなと同じ行動をとったりすることがうまくできない、というようなタイプの子どもがままいるものです。こうした子どもたちは、医学的には発達障害の一つである「注意欠如・多動症（ＡＤＨＤ）」と診断されるのですが、その特徴のために、学校などで落ち着きがなくて勉強に集中できず、そのため授業についていけなかったり、成績が落ちてしまったりする、というケースが少なからず見られます。

そのような子どもたちに対して、医学（精神医学）的な理解としては、覚醒作用のある「向精神薬」を処方すると、それによって与えられた課題に集中できるようになり、学業の成績が向上し社会適応力も増す、とされています。しかし、これはいわゆる覚醒剤と同じ系統の薬で、当然ながら大人に対しては禁じられているわけですが、子どもには「治療」という名目で与えられ続けているのです。さらに現在、「ＡＤＨＤとはそもそも医学的な治療を必要とする疾患なのか」ということも大いに議論となっており、子どもへの投薬を疑問視する声も根強く存在しています。

にもかかわらず、そのような薬を今なお多くの子どもが服用し、それを親も承服している、という実態があるわけです。ということは、その薬を使うことによってある種の社会適応力がつくと認識されているわけですね。大人が定める特定の社会規範に従うように、子どもの性格を（薬によって！）〝直して〟あげる。これは「治療」なのでしょうか。「より望ましい子どもを」という願望の行き着く先は、親が子どもの未来を支配し、理想の子どもを「製造」することにつながる、こんな寒々とした光景も思い浮かべてしまいます。

薬物は「からだに悪い」からよくない？

続いて二つ目のテーマは「優れたパフォーマンス」、スポーツにおける体力増強についてです。薬物を含むさまざまなバイオテクノロジー的な方法で、身体能力を高めようとすることについて考えてみましょう。

オリンピックでは、ドーピング検査で違反薬物の使用が判明してメダルが剝奪《はくだつ》される、といった場面が時折見られます。また野球のメジャーリーグ、自転車競技のツール・ド・フランスなど人気のプロスポーツにおいても、ときおり薬物使用についての話題がとびかいます。ではなぜ、薬物による身体能力向上は認められないのでしょうか。

たとえば、空気の薄い環境で心肺機能を高める高地トレーニングは批判されることはなく、経済的な余裕のある国のアスリートたちはわざわざそういった場所に赴《おもむ》いて長期滞在したりします。最新の器具を使ってハイレベルで効果的な筋力トレーニングを行ったり、最新技術を導入した用具を使用して競技に臨む、といったこともありますね。また、効率的に栄養をとる食事方法やサプリメントといったものも多くのアスリートが採用しているでしょう。これらはすべてお金――経済的な余裕さえあればいろいろな方法が選択できるわけです。

これらの身体能力向上法のなかで、なぜある種の薬物だけがいけないことだとされるのでしょうか。からだに悪いからでしょうか。では、もしからだに悪くない薬物ができたら、誰もがそれによって身体能力を向上させることを私たちは認められるでしょうか。

また、たとえば力士はとにかく体重を増やしパワーをつけるために、一般人とは大きく隔った特別な食事法を毎日毎日続けますが、これは医学的に見れば、明らかに健康によくない影響を与える可能性があります。私の知るあるもと力士は、糖尿病になり緑内障を患《わずら》って、四〇代で目が見えなくなりました。断定はできないものの、がんばって太ろうとした時期の食事法と関係があることは十分に考えられることです。「体によい／悪い」という視点では、薬物がだめで、特殊な食事法はよい、という理由もよくわからないですね。

どこで線を引いたらよい？

あるいは、薬を使う方法は「ずるい」からよくないのでしょうか？　つまり、薬物のようなバイオテクノロジーを用いての成功は、その人自身が成し遂げたことではない、という批判もあります。そこには、「他ならぬ自分という人間自身が、何かを達成していく」ということにこそ生きがいがある、というような価値観が崩されてしまうことへの危惧も感じられます。そして、人には使えない特殊な技術を使うことは「抜け駆け」であるからずるいことである、という考えに至るわけです。

しかし、もともと人は、個々に異なる多様な条件のもと、それぞれの努力を重ねています。経済的に裕福なアスリートが、それを有効に活用してトレーニングにいそしむことを、ずるいとはなかなか言い切れませんね。古くは社会主義時代のソ連や東ヨーロッパの国々、そして中国などにおいては、国家が多額のお金をつぎ込み、特定の才能あるアスリートを優遇し、強化を行ってきました。今日では国の代表を務めるようなアスリートに対して、経済力のある国ほどさまざまな形で強化費や報奨金を出している場合が多く、またスポーツ用品メーカーなどから支援がなされることもごく当たり前のことになっています。

二〇二〇年に東京での開催が決定しているオリンピックは、もともとアマチュアリズムを掲げ、アマチュアとして競い合うものでしたが、今ではほぼプロスポーツとの区別がなくなっています。国がお金と時間、あるいは環境を整えて選手強化に取り組み、国家の威信をかけて競技の場に臨ませている、という側面がどんどん強まってきています。

このような状況になると、ある意味でスポーツの世界はエンハンスメントだらけである、とも言えるわけで、そうすると「こういう身体強化の手段・方法はよくない」という境界線はますます見えなくなってしまいます。この点こそが、身体強化におけるエンハンスメントがもたらす大きな問題点なのではないでしょうか。「線引きが困難」だという点に、エンハンスメントを抑制するのが難しい大きな理由があるようです。

「長寿を望む」ことが実現する社会は？

三つ目は「長寿を求める」というテーマです。現在、医療技術が発展し、多くの病気が治療可能になってきていますが、さらに老化を防ぐ研究、長寿そのものを目指す研究も進められています。すると必然的に人生のなかで、家族を構成し、子どもを育てる時間が相対的に短くなり、反対に老年期がどんどん延びていきます。

それがどんな変化を将来の社会にもたらすのか、まったく予想ができませんし、そもそも「死を先延ばしして長く生きることにどんな意味があるのか」という問いに、これまで社会としてきちんと向き合ってきた経験が私たちにはありません。しかし、ひとりひとりに「もっと長く生きたいか？」と問えば、「ノー」と答える人は、確かに多くはないでしょう。そうした曖昧な状況に乗りかかるように、老年医学や生活習慣病の研究では「老化を止める」ことが究極の目標とされ、医療技術や医薬品の開発が続けられているという現状があります。そして、そこには常に、たいへん大きな経済的利益が伴うのです。

これはやはり、「病気を治し、苦しんでいる人を助ける」という医療本来の目的からは大きく逸脱しています。自分たちがやっていることの意味を吟味することなく、人間の欲求と、そしてそれに伴う経済的利益をあげることを目的として、医療や生命科学が発展していく。個々人のレベルで見ればごく自然な願いである「長寿を求める」ということには、そのような一面があるのです。

一方で、長寿になるということは、先ほども述べたように老年期、すなわち人生の活動的でない時間が延びていくことでもあり、社会全体が不活発になっていきます。すると今度は、将来のある若い世代に道を譲るために、高齢者に対する医療を削減せざるをえないという、長寿のための医療の拡大発展とは矛盾するような事態が生じてきます。ある意味で、『楢《なら》山節考』のモチーフである〝姥《うば》捨山〟の話に近づいているわけですが、先行世代に長生きしてほしいという望みと、後続世代を思いやることの間に立って、具体的な答えを導き出そうとすると、それが人のいのちに軽重をつけてしまうことにもなりかねず、そこにはとても難しいジレンマが伴います。こうしたことを誰もがいやでも考えなければならない社会になっていく、それが「長寿になる」ということの意味なのです。エンハンスメントには、「欲望の過剰な追求」という問題に加えて、それに伴う科学技術の発展によって、「これまで自然であったものが自然でなくなり、意図的に追求するもの、むしろ否応なしに選択しなければならないものに変化していく」という問題が含まれているのです。

長寿への欲求の問題は、社会全体の活力が落ちる、あるいは高齢者と若者との世代間の確執ということにとどまりません。実際には、経済力や地位を得た人だけが長寿（のための医療）を享受でき、貧しい、病弱であるなど社会的に弱い立場の人たちは、選ぶことさえできず、早くから死の危機に瀕《ひん》することになります。経済格差が健康の享受にも影響するような社会（医療格差社会）では、人びとの間の対立も深刻化するでしょう。これもすでに、現在の私たちの社会で現実的な問題として現れつつあります。

心を変える医療

『治療を超えて』で扱われる最後のテーマは、「心を変える」。自分の意識や心には、からだ以上に〝自己そのもの〟という感覚があるかと思います。意識や心など、いわばより内面的なものを人為的にコントロールする、ということについて考えてみましょう。

この章のはじめで、戦争帰還兵のトラウマの例をあげましたが、何らかの過去のつらい記憶に苦しんでいる、という人は少なくありませんね。その記憶、トラウマはその人を一生苦しめ、耐えがたい思いをさせるものであるかもしれません。「それならば、その記憶を和らげてあげればよい」と考え、それをかなえるような治療技術が研究されており、広く用いられていく可能性があります。

「記憶喪失」に対する治療の場合、これはなくした記憶を取り戻すことで、もともとの〝自分を取り戻す〟ためのものです。一方、「記憶を消す」というのはまったくその逆で、〝自分自身であることを奪ってしまう〟ことになるのではないでしょうか。かつて自分が犯したことに対する「罪の意識」は一生記憶に残ることもあるでしょう。この罪の意識のために、たとえばうつ状態が深まるなど、日常生活に支障を来すようなこともあります。それを取り除くために、罪の意識の記憶を弱める、あるいは消すというような「治療」を行えば、その苦しみがなくなるのかもしれません。しかし、そのような〝回復〟のあり方は認められるでしょうか。

ただ、この「記憶を変える」技術については、実際的な医療の方法としてはまだ十分なものではないというのが現状です。一方で、次にあげる「気分をコントロールする」という医療は、すでにかなり広く行われています。

落ち込みがちな気分は薬で簡単に

うつ病に通じるような気分の落ち込み・へこみを、薬を使って治療しようとする。実際にうつ病と診断されるのであれば、それは正式な治療行為になるわけですが、そこまでには至らない段階の気分の落ち込みをも元気にさせてあげる、ひいては薬で元気を出せば強気になれるというような目的でも、薬が使われることがあります。

とくに一九八八年に売り出されたプロザックに始まるＳＳＲＩ（選択的セロトニン再取り込み阻害薬）などの抗うつ薬は、うつ病の前段階の気分の落ち込みに対しても広く処方されるようになり、アメリカでは一九九〇年代に爆発的に普及しました。日本ではプロザックは用いられていませんが、パキシルなど同種の薬が二〇〇〇年代に急速に広まりました。

これをのめば、もともとは消極的な気質の人でも、元気が出てきて、人前に出ることにも物怖《ものお》じしなくなるとされています。お酒、アルコール類はこれに少し似ているようにも思えますが、向精神薬の効果はお酒よりもはるかに切れ味よく出て、長続きするのです。そしてお酒を飲んでいるかどうかはすぐに周りの人にわかってしまいますが、薬はのんでいても表面的にはわかりませんね。さらに、お酒は飲み続ければ中毒になりますが、一応、これらの薬には中毒性はないと謳《うた》われています。もっとも、実際には一度のみ始めるとなかなかやめることはできず、またうつ病の人や躁《そう》うつ病（双極性障害）の人などがのむと、かえって自殺が増える、というような報告もあります。それでもなおその使用が急速に伸びた、という状況は、昨今の社会のあり方と精神医学のあり方の双方に、何らか問うべき点があるのではないでしょうか。

とはいえ、些細《ささい》なことでも気がふさいでしまいやすい人、他者の冷たい（と感じられる）態度に傷つきやすい人には朗報でしょう。うつ病になりかかった多くの人を救ったというのも事実でしょう。では、こういう薬の使用が拡大し、気軽に服用できるようになっていくと、どんなことが起きるでしょうか。人前で話すときにあがってしまうような人であっても、この薬をのめば堂々と自己主張できるようになるといった使用法も可能です。健康に問題がないとされるならば、元気になることができる薬をあえて使わない、という人のほうが珍しく思われるようになり、少々へこみがちな気質の人は、おかしな人だと見なされてしまうようになるでしょう。そして「アグレッシブな人が評価される社会こそがスタンダード」であると考えられるようになっていくという副次効果もあるかもしれません。

でも、考えてみるとこれはとてもおかしな話で、たとえば過酷な職場環境で気分の落ち込む人がいたとしても、その環境を改善するのではなく、薬をのむことで出勤できるようにする、ということにもつながってしまいます。そもそも、薬に頼って自らを元気づけ、そうして自らの社会性を築いていくことは果たして健全なことなのでしょうか。これは一番目の「より望ましい子ども」のところで述べた、落ち着きのない子どもを〝病気〟と捉え、薬でその行動をコントロールしてしまうことにも通じる問題です。

「すべりやすい坂」の入り口で

『治療を超えて』で提示された問いに対して、「治療を超えたバイオテクノロジーの利用には制限をかけるべきである」ということが言えるのだとすれば、果たしてそれはどういう理由によるのでしょうか。

当然ながら、この問いには簡単には答えが出ません。しかし、現代のような資本主義経済の競争のもとで医療技術が発展していけば、否応なしに変化はどんどん起こってしまうでしょう。そして、どこかの時点で「これ以上は使わない」という社会的選択をせずに進んでいってしまうと、全体的な状況が激変してしまう段階に至ってから「ここまでだ」と言うのは非常に難しいことです。ここまでの一歩は認めたのに、あとの一歩は認めない、と言うための根拠を示すのはきわめて困難なことですよね。では早い段階で「今こそ止めるべきだ」と主張して止められるかというと、これまた難しい問題です。たとえ少々のマイナス面や不確定な部分があったとしても、よい効果のほうがはっきりと示されている状況においては、それを思いとどまらせることはやはり理解されにくいでしょう。

このように、社会的な制限が選択しにくいままに科学技術がどんどん進んで行ってしまうことは、よく「すべりやすい坂」にたとえられます。『治療を超えて』の副題は「バイオテクノロジーと幸福の追求」です。ひとりひとりの人間が少しでも幸福になりたいと望んで、そのためにバイオテクノロジーを利用することを望む。それに比例して、バイオテクノロジーを足がかりにあらゆる分野へ進出を目指すバイオベンチャーのような企業がますますエンハンスメントにつながる研究開発のために投資する。それを支えに研究者たちは研究をさらに推し進めて、人びとが望む幸福が実現することを手助けする。しかもそれが自由主義的な市場経済の競争原理において行われるため、誰もが他の企業、他の研究者に負けずにできるだけ早く科学技術の発展を推し進めようと一層しのぎを削る――この連鎖を押しとどめるのはとても難しいことです。ですから、エンハンスメントは「すべりやすい坂」になる危険性が高い、と言えるのです。

では、これに対して本当に歯止めをかけることができるような論理と方法はあるのでしょうか。次章から具体的な問題をたどりつつ、その手がかりを探していきたいと思います。

第2章

「理想の子ども」を選べるなら

出生前診断と“産み分け”

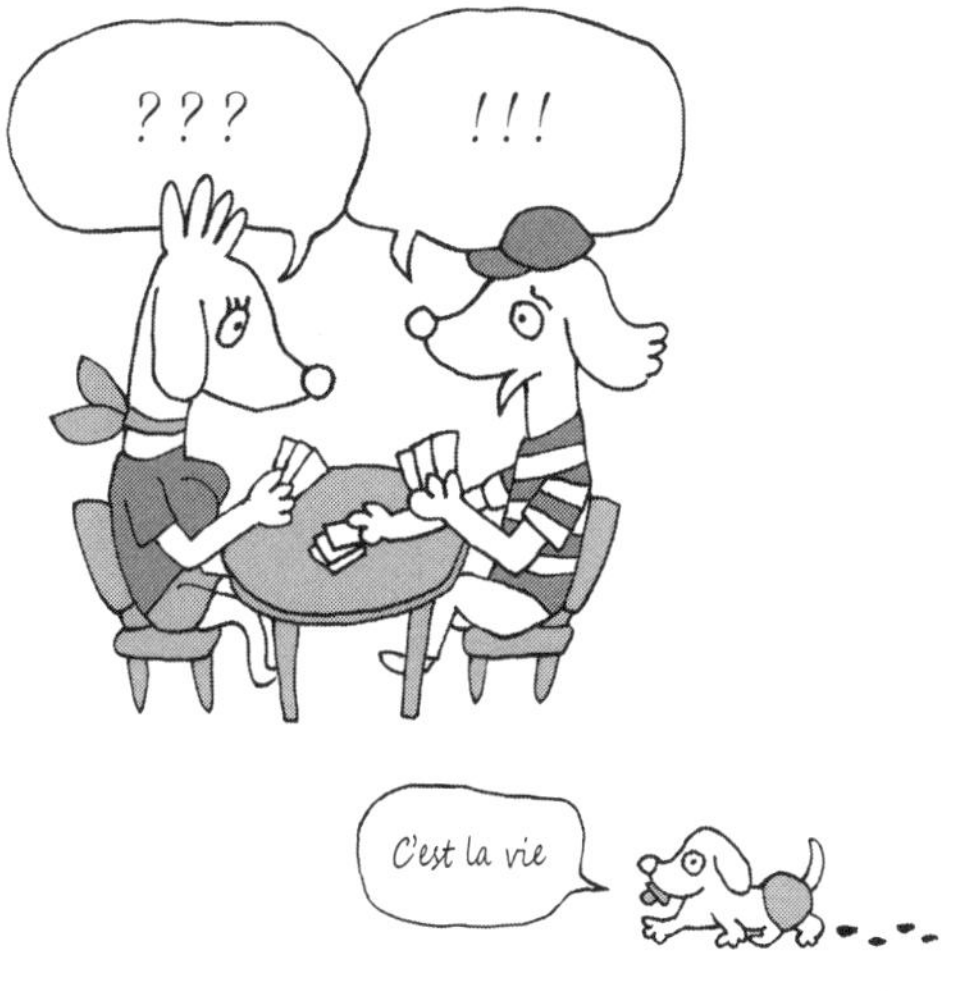

ダウン症の妹とともに

序章でも引いた『ようこそダウン症の赤ちゃん』という本を、もう一度開いてみましょう。一三歳のお姉ちゃん、梓さんが妹の桐子《きりこ》ちゃんに語りかける詩があります。

ママのところはマパっていう。／パパのことはパパっていったり、／ママっていったり。／ちょっとへんだね。／いぬは「ワンワン」／鳥さんは「チッチー」／ゾウは「ゾウタン」／チョウチョウは「チョーチョ」って／いって手をバタバタする。／ハチは「ブーンチク」ってやって、／わらうんだよ。／「チョウダイ」もじょうずにいえる。／「どうぞ」もじょうずにいえる。／いっぱいしゃべれるようになったね。／梓のことはやく「おねえちゃん」っていってね。／今は梓のことも「パパ」っていうんだもん。（『ようこそダウン症の赤ちゃん』一三頁、三谷《みたに》梓《あずさ》「桐ちゃんのことば」）

もしも、「出生前診断」の技術が高度に発展し、またそれがごく当然のものとして行われるような社会が訪れたとしたら、桐子ちゃんのような子どもは、赤ちゃんとしてこの世に生まれてくることができなくなります。

「新しい出生前診断」の広がり

第一章でも少し触れましたが、妊婦さんのおなかの中にいる赤ちゃんに先天的な障害がないかどうかを調べる検査のことを「出生前診断」と言います。そして二〇一三年四月から、日本でも新しいタイプの出生前診断の検査（非侵襲《しんしゅう》的出生前遺伝学的検査、NIPT）が始まりました。

出生前診断というと、現在はこのNIPTがイメージされることも多いようですが、先ほど述べたように胎児の状態を調べる検査全般のことを指します。生まれてくる赤ちゃんは、一般に三〜五％くらいの割合で何らかの先天性の病気をもっていると言われており、とくに遺伝情報を担う染色体の変異に関わる病気については、赤ちゃんを生む女性の年齢が上がるほどその割合が増えることが明らかになっています。新型の出生前診断が注目される背景には、社会の晩婚化や女性の働き方・ライフスタイルの変化に伴い、妊娠・出産年齢が上がってきている、という社会的状況があるのでしょう。

妊娠中に胎児の健康状態を調べる検査としては、以前から母体血清マーカー検査や絨毛《じゅうもう》検査、羊水検査（羊水穿刺《せんし》）、また超音波画像検査など、いくつかの方法がありました。ただ、これらの検査にはそれぞれに難しい課題がありました。母体血清マーカー検査は、妊婦さんの血液を少量採ることで行えるため、母体やおなかの中の胎児への負担が少ない検査ですが、疾患の有無を判別するための精度においては不十分で、あくまでおおまかなふるい分けにしか利用できません。一方、絨毛検査や羊水検査では、おなかの中の胎盤あるいは胎児に由来する組織を直接採って調べるため、非常に高い精度が得られます。しかし、羊水検査は妊婦さんの妊娠週数に対して検査を行える期間が限られており、結果がわかるころには胎児がかなりのところまで成長してしまうという問題があり、またどちらの検査も妊婦さんのおなかに針を刺して母体から直接組織を採るため、誤って母体や胎児を傷つけるなどして流産につながってしまう危険もあります。そのため、いずれの方法も積極的には勧めにくい状況がありました。

それに対して新しい出生前診断であるNIPTは、妊婦さんの血液（母体血）中に含まれる胎児のDNAを解析するという方法で、妊婦さんの採血のみで検査することが可能であるため、母体や胎児のからだへの負担（これを「侵襲」と言う）が少なくて済むのです。具体的には、一三番、一八番、二一番という三つの染色体について分析を行い、ダウン症などをもっているかどうかの可能性を妊娠のかなり早い時期（一〇週目以降ならば可能）のうちに調べることができます。[*1]

検査そのものは、より簡便で高精度になったとされています。母体や胎児のからだを傷つける可能性がない、つまり「非侵襲的」な検査です。検査のハードルが下がったことで、より多くの人が受けやすくなると考えられるでしょう。しかし、これは妊娠している女性にとって朗報かといえば、必ずしもそうとは言えないようです。

二〇一五年六月二九日付の朝日新聞では、「二年間で受診した一七八〇〇人のうち、二九五人が陽性と判定された。うち羊水検査で異常が確定したのは二三〇人。子宮の中で胎児が死亡した人もいた。二二一人が中絶し、妊娠を継続したのは四人だった」と報じています。同じ朝日新聞が前年の八月に行った世論調査では、NIPTを「受けたい」と答えた人は五二％で、「受けたくない」の四一％を上回り、またこの診断について「広まったほうがよい」が四七％、「そうは思わない」が三二％でした。希望する人が半数近くいる一方、受けたくない人、広まったほうがよいと思わない人もまだ相当数

*1　ただし、この検査だけで確定診断はできず、陽性反応が出た場合には、改めて羊水検査などを行う必要がある。

いることがわかります。

他方で、受診の状況としては、二〇一三年四月のスタートから、一年目に七七四〇人、二年目には一〇〇六〇人と受診者が増えており、着実に受容されつつあるようです。実際にその状況を迎えていない時点では、迷ったり、あるいはまだそこまで実感のない場合もあるのだと思いますが、いざその場面に直面すると、やはり切実なものとして迫ってくるのかもしれません。

望ましくないもの、は何か

子どもをほしいと願っていた女性が、自分が妊娠したとわかったときには、「子どもを授かった」と感じるでしょう。どのような子が生まれてくるのかは予想できませんが、その子を受け入れる心の働きが、そのときからもう始まっています。ところが、NIPTが社会に広く普及すると、そこで妊婦さんとパートナーは「検査を受けるのか、受けないのか」、また検査の結果によっては「生むのか、生まないのか」という厳しい選択を迫られることになります。

妊娠を途中であきらめる人工妊娠中絶は、さまざまな理由や事情はあるかと思いますが、もともと本人が望んでいない妊娠をしてしまった際に行われるものでした。しかし、NIPTの結果をもとに中絶が選択される場合、先ほど述べたようにその妊娠自体は望まれたものであった、と言えるでしょう。その子どもが誕生してからのことを深く深く考えての苦渋の決断である、ということは重々承知しつつも、そこで中絶という選択がなされたのは、その子どもが望ましくなかったと判断されたことを意味しています。でも、その子のいのちは「誰のもの」なのでしょうか。そのいのちはその子自身のものであり、決して親のいのちでも所有物でもないはずです。ところが、あらかじめわかってしまうことによって、子どものいのちをあたかも親のものであるかのように扱い、「子どもを選別する」ことをせざるをえなくなるのです。

これは、「子どもは授かるもの」という、人のいのちの根本的な条件を崩しかねない事態ではないでしょうか。「授かるもの」から、「選び取るもの」としてのいのちへ――NIPTによっておなかの中の胎児の状況が明らかになるということは、そんな可能性をはらんでいるのです。それは、子と親との関係、さらに自分自身のいのちをどのようなものとして理解し受けとめるか、というアイデンティティの問題にも影響してきます。

大きな希望を抱いていた妊娠を、途中で中止するかどうか決めなくてはならない未来の母親と父親、そして中止することを決断して実際に中絶に臨む女性の気持ちは、よくよく思いやり、気づかってあげたいものです。親子関係というものは、子どもがこの世に生まれてくるよりも前に、妊娠しておなかの中にいるときから築かれていくものだということに、改めて奥深いものを感じさせられます。障害をもつ可能性があるからといって、胎内に宿した子どもを途中でそこから引き離し、あきらめなければならないということは、文字通り身を切られる経験であり、身体の痛みとともに、倫理的に重い問いに煩悶《はんもん》することにもなります。

「いのちを選ぶ」ことを支える医師

むしろここで問われるべき問題は、これほどの大きな葛藤と苦しみを生み出す事柄について、本来、いのちを大切にする役割を担っているはずの医療が、苦悩についてはあまり考慮せずに善意のもとにその発展に関わり、推進しているという状況にあるのではないでしょうか。これはすべての人工妊娠中絶について深く関係している問題ですが、特に出生前診断の結果によって行われる中絶については、望んで得られた妊娠であるにもかかわらず、子どもが期待にそわない存在なので行われるという点に、他にはない特有のつらさ、また問題の根の深さがあるように思われます。

生命倫理を専門とする学者のなかには、出生前診断の結果に基づいて選択される中絶について、「他の病気への治療と同じことだ」と主張する人もいます。しかし、「病気を治すために、ある人のいのちを奪う」というのは、私たちがふつうに考える医療においては決して見られないことでしょう。だから、これはやはり通常の医療とは異なるものだと言えます。

紀元前五〜四世紀ごろのギリシアの医師ヒポクラテスに由来し、一九四八年のジュネーヴ宣言にも引き継がれた「ヒポクラテスの誓い」は、医師の倫理的自覚を記した古典中の古典です。そこには次のようにあります。

養生治療を施すにあたっては、能力と判断の及ぶかぎり患者の利益になることを考え、危害を加えたり不正を行なう目的で治療することはいたしません。
また求められても、致死薬を与えることはせず、そういう助言も致しません。同様に婦人に対し堕胎用のペッサリーを与えることもいたしません。私の生活と術ともに清浄かつ敬虔に守りとおします。（『ヒポクラテス全集』第一巻、五八一頁）

「ペッサリー」とは避妊用具ですが、ここで「それを与えることをしない」と言っているのは、「堕胎どころか避妊をも認めない」という意味ではなく、ヒポクラテス全集の中には堕胎や避妊の処置を記した箇所もあります。この「誓い」が言わんとするところは、「医師が自ら進んで中絶を勧めるようなことはしない」ということなのでしょう。

確かに、医療のなかには「治療以外のこと」、ときには人のいのちに危害を加えることをしなければならないケースがあり、中絶はその代表的な例だと言えるでしょう。しかし、「そうしなければならない根拠は何か」ということはよくよく問われ、また自覚される必要があるのではないでしょうか。

誰が「決め」、誰が「選ぶ」のか

それに対して、やはり中絶の問題を倫理の問題として捉え、個人の「自己決定」を尊重する立場から、「どんな子どもをもつかは、その人自身が決めてよい」という意見もあります。しかしそのときの「自己」「その人」とは、あくまで生む側である親のことであって、生まれてくる子どものことは考慮されていません。子どもは「自分は生まれてきたくない」と言ったわけではありませんね。それなのに、障害をもった子は生まれたくない、生きたくないと思っている、などとどうして言えるのでしょうか。

ここには無意識のうちに「障害をもって生まれてくるのは不幸だ、生まれないほうがよかった」という視点が含まれているのではないでしょうか。確かに、何らかの障害をもっていれば、他の人と違っているところはあるかもしれません。他者の助けを必要とすることが、とくに障害をもっていない人たちの平均に比べれば多いでしょう。彼らにとって今の社会が生きやすいところでない、という可能性も大きいかもしれません。しかし、だからといってその人が（そしてその家族が）不幸だ、などということにはならないでしょう。それを外にいる人が「生まれたくなかったと思うはず」と考えるのは、まったく的外れなことです。

そもそも、「決める」「選ぶ」とはいっても、私たちが生きていくうえでは、選べないもののほうが圧倒的に多く、ただ選んだ「つもり」になっているとも言えます。もし無事に生まれたとしても、成長するなかでさまざまな病気に出遭うかもしれません。またよいと思ったはずの素質の現れから思いがけないトラブルが訪れることもよくあることです。たとえ生まれる前にわかった可能性やリスクを選別したからといって、それで本当に幸せな人生になるかどうかは、誰にも知りえないことなのです。

「授かりもの」という言葉には、わからないもの、思いがけないもの、人の力でコントロールできないもの、という意味が含まれています。いのちを生きる、また「生まれる」ということの本質には、そうした受動性が含まれています。そして、予期できない、コントロールできないもののなかで生きているからこそ、いのちの恵みをありがたく感じるわけです。またそれにより他者に対する思いやりが育まれ、連帯心や謙虚さというものが深められていくのではないでしょうか。

「いのちを選ぶ」ことを勧める医療は、そのような長く受け継がれてきた大切な徳を見失わせ、傲《おご》りゆえの寂しさをもたらさないでしょうか。

着床〝前〟に選ぶ

さて、ここまでは出生前診断に、好むと好まざるとにかかわらず「いのちを選ぶ」という側面があり、検査を受けることから始まる倫理的な葛藤について考えてきました。そこから少し踏み込んで、「いのちを選ぶ」ことに伴うより危うい要素について掘り下げてみようと思います。

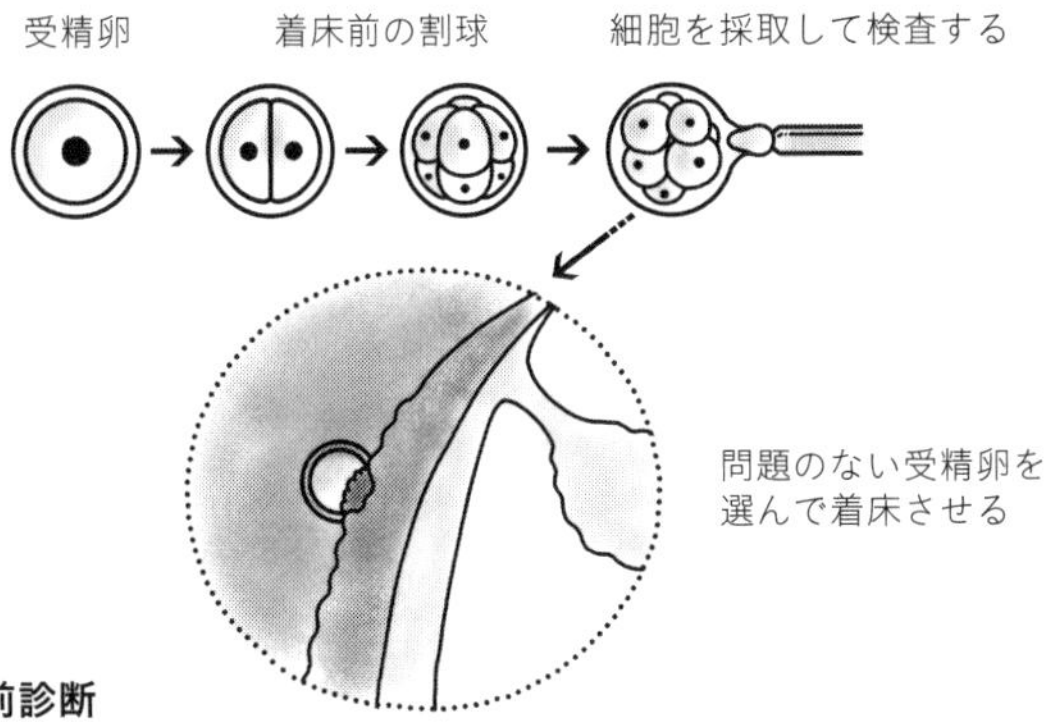

[図1] 着床前診断

新しいタイプの出生前診断・NIPTは、すでに述べたように、ダウン症につながるなどの特定の染色体の異常を調べるもので、妊娠初期のある決まった段階で行われるものです。一方、さらに先進的な出生前診断の技術のなかには、それよりもずっと早い時期、すなわち子宮に受精卵が着床する前に遺伝子の状態を調べることで、妊娠・出産をコントロールするという方法があります。それには受精卵を体外で調べる必要があるため受精自体を完全に体外で人工的に行うことになり、このような体外受精と結びついた出生前診断を、とくに「着床前診断」と言います。通常、受精後七日から一〇日で起こるはずの「着床」の前の段階でその遺伝子を検査するので、着床〝前〟診断というわけです。

着床前診断では、体外受精でできた受精卵が、最初は一つの細胞だったところから二つになり、四つ、八つ……というように割球《かっきゅう》に分かれていく途中の段階で、その細胞を採取して遺伝子を検査します。そこで何らかの好ましくない要素があるとされた受精卵は子宮に戻さず、好ましいと判断された受精卵を着床させることになります（図1）。

これは、人為的に受精卵の状況を調べ、妊娠させるか否かを判断しているわけで、受精卵を人が選別して生む、つまり〝産み分け〟です。現在日本では、親となる人にデュシェンヌ型の筋ジストロフィーなどの特定の遺伝性疾患の因子があるごくまれで特殊な例外を除いて、着床前診断は認められていません。しかし、アメリカやイギリスなど、そこまでの制限がない国もあります。このようなケースでは、実態が先行しているこれらの国から、自由競争による商業的な理由を背景に、やがて変化が推し進められていくことになるでしょう。

いのちを選ぶ社会へ

この着床前診断がどんどん拡大されていくと、どんなことが起こるでしょうか。現在、遺伝子を調べる技術はすでに相当なレベルまで発展しており、遺伝情報をかなり詳細なところまで把握できるようになってきています。受精卵を調べれば事前に性別を知ることができるので、男女の産み分けを行うことももちろん可能になっています。

今後、さらに技術が進めば、予測が可能になる遺伝性疾患の種類も大きく増えるでしょう。すると、重い疾患をもって生まれる可能性が高いとわかった場合、「その受精卵は着床させない」という判断がなされるケースも出てくるかもしれません。つまり着床前診断では、三種類の染色体異常を調べる現在のＮＩＰＴに比べ、はるかに幅広い条件について産み分けが可能になるのです。

そして、事前に調べることができるのは病気の因子に限りません。受精卵の遺伝子を検査するとき、そのゲノムの全体を調べることで、生まれてくる子どもがやがてどんな人間になるのか詳細に知ることも可能になるでしょう。これは親が〝遺伝子レベル〟で好ましいと思う子を意識的につくりあげようとするもの、つまり「デザイナー・ベビー」です。それによって私たちは、〝いのちを選ぶ〟社会に向けて大きく前進することになるのではないでしょうか。

「種」のあり方を変える優生学

このようにしていのちのあり方を選ぶ、遺伝子を人為的に選択するということは、ある種の遺伝的な特質を意図的に排除していくことであり、それはやがて、人類という「種」としてのあり方そのものを大きく変えていく可能性をはらんでいます。

人類社会はすでに一〇〇年以上前、そのような未来を予見していました。一九世紀末、ダーウィンの『種の起源』(一八五九)が世に出て、進化論が広く社会に知られるようになると、それを人間にも適用して「種」として進化させよう、という考えが出てきたのです。それを学問的に追求しようとしたのが「優生学」です。一八八三年に優生学の語をはじめて用いたのは、イギリスの遺伝学者であり統計学者であるフランシス・ゴルトン(一八二二―一九一一)です。ゴルトンが提唱した優生学とは、ある人種を将来的により優れた方向に改良することに関わるあらゆるものについて、また多方面からのアプローチで総合的な研究を行う、という前向きな目的をもった学問でした。

実際、優生学は、第二次世界大戦以前には、当時の先進国の間で比較的ポジティブに受け入れられました。そのころは、〝いのちの始まり〟に介入するテクノロジーはまだあまり発達しておらず、「優秀な種を保存する」という目的で、能力や階級、人種などに応じて結婚相手を分ける、といったところから始まりました。それから次第に、「劣等な遺伝形質」をもつとされる人びとの子孫を残さないための「断種」、すなわちその血統を断つ、その子孫が生まれないようにする、という方向に進んでいきます。具体的には、精神疾患をもつ人や遺伝的に劣るとされた人たちに対して、強制的に中絶させたり、不妊手術（「優生手術」とも言う）を行ったり、結婚させないなどの措置がとられるなど、苛烈《かれつ》な差別が行われたのです。それはさらに、ナチス・ドイツによるユダヤ人虐殺、つまりある「人種」全体を標的にした絶滅政策にまで広がります。第二次世界大戦を通じて、国際社会がその惨状を目の当たりにしたことで、終戦後、ようやく、「優生学は恐るべき思想だ」ということが広く理解されるに至ったのです。

しかし、それをもって優生学的な思想が完全に否定されたわけではなく、たとえば、現在福祉国家の代表とされるスウェーデン等の北欧諸国においても、国家が国民の福祉を守るという福祉国家的な思想も手伝って、知的障害のある人に対する断種政策が一九七〇年代半ばまで行われていました。日本においては、遺伝性疾患ではないにもかかわらず、ハンセン病の人たちに対する過酷な優生学的差別が戦後も行われ続けたという歴史があり、それは現在もなお関係者の心に大きな傷痕《きずあと》を残しています。

「新しい優生学」のゆがんだ視点

このような長く忌むべき歴史を経てようやく、優生学的な思想は不当なものである、という考えが社会全体に浸透してきたと言えるでしょう。しかし、先に見てきた着床前診断のように、種のあり方自体を大きく変えてしまうほどの影響力をもつ現代医療の企てには、実は優生学的な思想に通じるところがあります。

一九七八年、イギリスで人類初の「試験管ベビー」、ルイーズ・ブラウンが誕生しました。ケンブリッジ大学のロバート・エドワーズ教授と婦人科医パトリック・ステップトーの開発した不妊治療のための新たな技術によって行われたもので、子どもができずに悩んでいた両親は大喜びしました。しかし、このときすでに、「体外受精を行い、受精卵の遺伝子組成を調べ、それを選択する」ということが企図されており、新たな形の優生学の萌芽が生じていたのです。そして、かつての優生学の悲惨でおぞましい経験にもかかわらず、新しいタイプの優生学的選別が広がりうることを認めつつ、「現代の新しい優生学にはとくに問題はない」と主張する人たちが増えているようです。曰《いわ》く、「かつての優生学では国家権力などが介入し、人びとを強制的に〝品種改良〟しようとした点に問題があった。しかし現在は、個々人の自由意志による選択の結果として優生学的変化が起こるのであり、そこには何ら暴力的なものはない」。ゆえに、着床前診断などによる新しい優生学は肯定できる、というのです。

このような主張に対して、まずは弱い立場にある人、そして彼らとともに生きる人の側に立つ、倫理的な論拠があります。

新旧にかかわらず、いずれの優生学の背後にも「障害をもつ人間はいないほうがよい」、つまり「社会にとって荷物となるような人間が存在することは好ましくない」という思想があるのではないでしょうか。もちろん、病気や障害を治療することで苦しさやつらさを取り除く、癒やすための医学・医療が発展していくのは、強く望まれることです。しかし、他ならぬその発展によって、一部の病気や障害をもつ人たちが排除され、居づらくされてしまうような事態はあってはならないことでしょう。すべての子どもを「授かったいのち」として、社会全体の財産として受け入れる。たとえ何らかの障害があったとしても、親はその子と喜びや悲しみをともにし、周囲の人びともそれを助けながらともに生きていく――そのようなあり方を、これまで私たちの社会は選び、築いてきました。もちろん、個々には経済面や労力の負担がとても困難な場面も出てくるかもしれません。しかし、全体としてそれを支えるに足るだけの豊かさを、私たちの社会はもってはいないでしょうか。「病気や障害があるから生きてはいけない」というのが偏見であることは、歴史がはっきりと証明しているとおりです。

優生学のすぐ先には「役に立たないものは生きる権利がない」という思想が控えており、これは「すべてのいのちは等しく尊ばれる」という、人の倫理の根本、生きる権利を脅《おびや》かすものです。だから「それを認めることはできない」というのは、弱い立場にあって生存権を侵される人からの、また、そこにこそいのちの尊さの根があると感じる人たちからの重い主張なのです。

未来の世界で人類は

一方、「そのようないのちの選別を続けていけば、将来的におかしな事態が起こってくる」という視点から、新しい優生学を批判的に捉えることもできるのではないでしょうか。

第一章でも触れたように、実はこれまでも、人間社会において〝産み分け〟はいろいろな形で行われてきています。世界各地には、男性のほうが多いという集団が少なからず存在します。たとえば、すでに見たように中国や韓国などの東アジアの儒教文化においては、男性の血筋を残さなければならない、という考え方が現在でも根強く生き残っています。あるいはインドのように、女の子が生まれた場合、結婚のときに「婚資（結婚持参金）」として多額の財産をもたせてあげなければならないため、男の子を生むほうが経済的に有利だ、というようなケースもあります。

具体的にどのような手段で性別の選択が行われてきたのか、はっきりとはわかりませんが、中絶にせよ、生まれてから手にかけるにせよ、かなり無理なことをしなければならなかった、というのは確実に言えることです。「決して簡単にはできない」事柄であることが、実際的にも、また意識のうえでも、重要な歯止めとなってきたのではないでしょうか。

ところが技術が進歩することで、多くのことがより早くわかり、対処できるようになってきています。着床前診断を利用すれば、産み分けは（技術的には）非常に簡単にできることになります。それは人間社会の未来に、どのような変化をもたらすのでしょうか。

ここで、ちょっと想像を膨らませてみましょう。序章で紹介した『〝エデンの園〟をつくり直す』で描かれたように、将来的に、着床前診断の技術が一般化された社会を考えてみます。社会的地位があり、経済的な余裕のある人たちは、ごく当たり前のこととして着床前診断による選別を行い、それが何世代か重ねられると、進化論的な意味で「選別が進んだ、優れた」新しいタイプの人類になっていきます。一方、貧しいとか病気や障害などの理由によってそもそも人為的な選別を行えない人は、従来どおりの自然な生殖を続けていくことになります。すると、「選別が進んだ人間」とそうでない人間、という異なる二つの種に分かれていき、「人類は一つ」という事実ももはや成り立たなくなってしまうでしょう。そしてここには、新しく優れた技術の恩恵を享受できるのが、社会的・経済的に優位にある人たちである、という経済格差と健康格差との相関関係という問題も密接に関わっています。

ややSF的な話に聞こえるかもしれませんが、これは現在の時点での生殖医療の技術、またその利用のされ方を考えても十分に予測可能な、ありうる未来の世界ではないでしょうか。着床前診断という技術が、またそれを受け入れる社会が招くかもしれない未来について、立ち止まって考えるべきところにきています。

第3章

いのちを つくり変えても いいですか？

iPS細胞と再生医療の夢

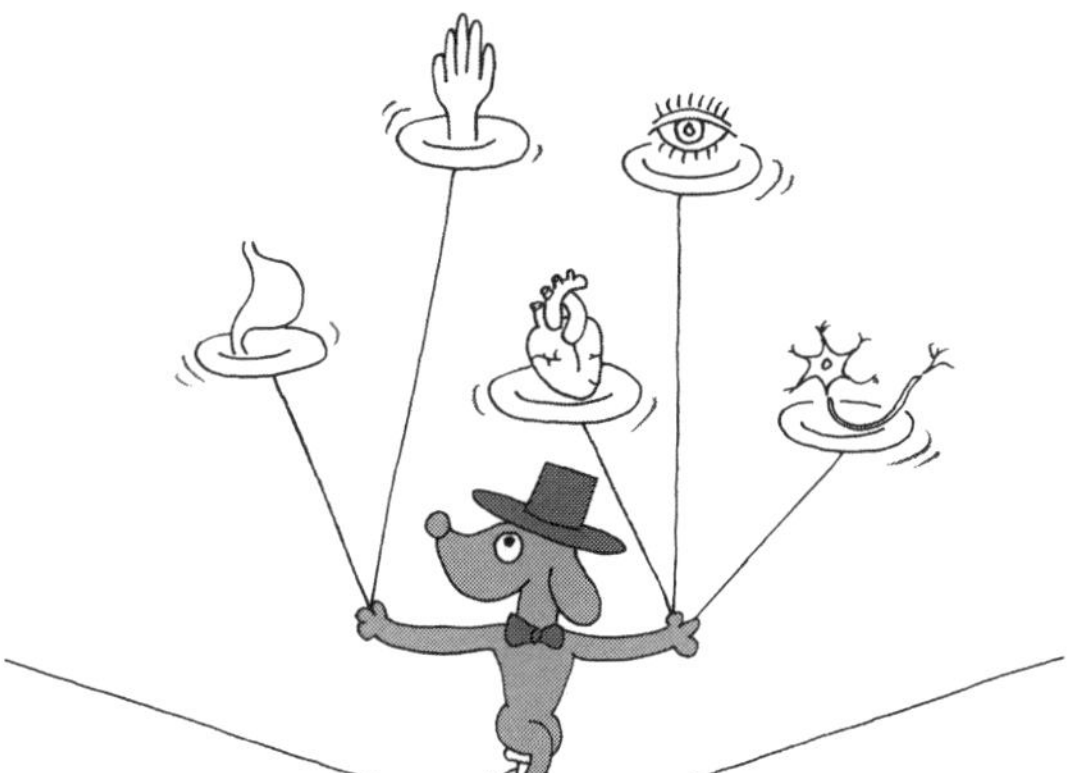

欲望がいのちをつくり変える

二〇一二年、京都大学の山中伸弥教授がノーベル生理学・医学賞を受賞したことによって、「iPS細胞」の存在が日本中に知られることになり、またそれが開く再生医療の可能性に大きな期待が寄せられました。

本来、時間を「逆戻り」することのない生物の細胞を〝初期化〟できる方法が見つかったのです。ということは、傷ついたり衰えたりした細胞やからだの部分を、新しい健康なものと取り換えることができるのではないか、それによってより一層の健康や長寿が得られるのではないか——そんなふうに、希望はどんどん膨らみますね。

とはいえ、そこに私たちのいのちのあり方に介入し、変質させてしまうような可能性——すなわちエンハンスメントの影がさしていることは、第一章でも触れたとおりです。問題は、再生医療が実現することが、私たちの希望や欲求を次から次へとかき立て続けるところにあるようです。

人間の欲望はとどまるところを知らない。長く、健康で生き続けたいという欲求は人間の本源的なものである。再生医療によって多くの病気が治せるようになったとする。遺伝子技術などを加えてその技術を応用することによって、病気になる前に病気を防ぐことができるならば、それも医療ではないかという意見もある。結果として、社会がエンハンスメント容認に向かっていく流れは止まらないだろう。
（『iPS細胞――ヒトはどこまで再生できるか？』二二九－二三〇頁）

もし、このように再生医療が進んでいくとしたら、それは人体の働きをもとに戻すだけでなく、人間を「つくり変える」ところまで発展する可能性があるのではないでしょうか。そこには、iPS細胞のような〝万能細胞〟の利用にとどまらず、人間の遺伝子のレベルにまで手を加えることも展望されているようです。再生医療は、〝人間改造〟と呼べるところにまで踏み込みつつあるのかもしれません。

ここにある問題を十分に理解するために、まずは万能細胞と再生医療の関係について私がどう捉えているか、少し詳しい説明を試みましょう。

あらゆるものになりうる細胞

人間の体は、たとえば皮膚や爪、髪の毛などを見るとわかるように、日々、古いものが抜け落ちたりはがれたりして、また新しいものに入れ替わっています。それはこのような目に見える変化のあるものばかりでなく、骨や臓器など、からだのさまざまな部分で、古いものから新しい細胞へ、という変化が常に起こっているのです。つまり、私たちのからだの中には、そのような〝新しい細胞や組織をつくる基《もと》になるもの〟がある、ということです。

そのような機能をもっているのが、「幹細胞（Stem Cell）」というものです。より正確には、「分裂して自己増殖しながら、自分自身とは異なる細胞を生み出すことができる細胞」と定義されます。そして、血液をつくる造血幹細胞、神経をつくる神経幹細胞、骨や筋肉、脂肪などの組織になる間葉《かんよう》系幹細胞、というように、幹細胞にはさまざまな種類があります。ただ、そのなかでももっとも早い段階にあたる幹細胞、すなわち特定の決まった臓器や組織にではなく、からだの中のあらゆるものに分化しうる能力をもった幹細胞が、ＥＳ細胞（Embryonic Stem Cell＝胚性幹細胞）とよばれるものです。

人間の生命活動は、受精卵＝胚の状態から始まります。そして、この胚がどんどん分化していく過程でさまざまな機能をもった部分に分かれ、複雑な人体が構成されていきます。つまり、胚の中に存在する原初の幹細胞＝ＥＳ細胞には、人体のあらゆる部分になることができる能力（多能性）が備わっているのです。そのためこれは「多能性幹細胞」とよばれるものであり、また少し誇張が入りますが、〝万能細胞〟ともよばれます。

もし、このような身体のあらゆる細胞に分化することのできる細胞を、人のからだの外に取り出して自由に扱うことができるようになるとしたら、医療の世界の新しい扉が開かれることになるのではないか——多くの研究者がそう考え、胚の中に存在するこの〝万能細胞〟を手に入れるための研究に打ち込みました。

ＥＳ細胞の夢と課題

そのために、受精後、まだ早い段階の胚の中の細胞を取り出して使うという方法が考えられました。胚は、受精したときにはたった一つの細胞だったものが、徐々に細胞分裂を重ねていき、五日目で「胚盤胞《はいばんほう》」という段階に至ります。そして、その内側にある

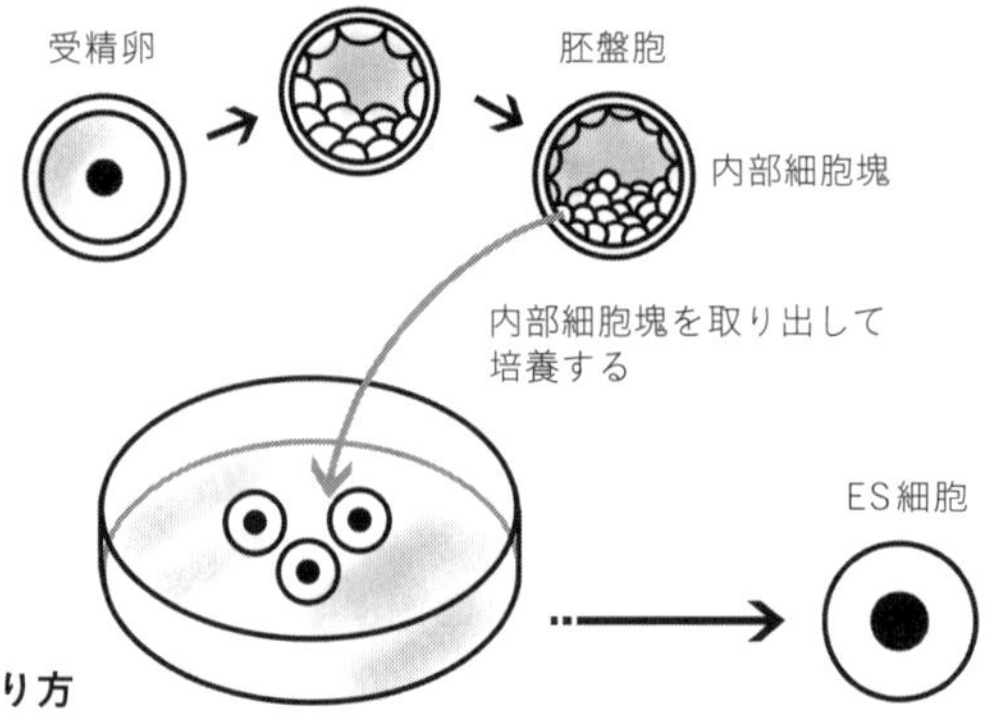

［図２］ ES細胞のつくり方

たくさんの細胞の〝入れ物〟にあたる胚盤胞の殻（栄養膜）を壊して、中にある細胞の塊（内部細胞塊《かい》）を取り出します。それを一つずつの細胞に分け、人工的に培養することで、いくらでも増殖し、あらゆるタイプの細胞に分化することができる細胞――ES細胞ができることになる、と考えられたのです（図２）。

そしてさまざまな動物による研究を経て、一九九八年、アメリカのウィスコンシン大学の生物学者ジェームズ・トムソンによって、世界ではじめて人間のES細胞の培養が成功しました。血液から皮膚、臓器、骨、さらに神経細胞まで、あらゆるものに展開しうる細胞を、〝人体の外〟で研究したり操作したりすることができるようになった、という夢のような出来事でした。

しかし、ES細胞を培養するには、今述べたようにその入れ物である胚の外側の殻を壊して、中にある細胞の塊を取り出さなければなりません。つまり、そのまま子宮の中に戻せば胎児、そして人間になるはずのものを破壊してはじめてつくり出せるということであり、それは〝人のいのちの萌芽〟とよべるものを「消して」しまうことだ、とも言えます。これに対して、「人のいのちは、受精の瞬間から宿る」と考えるキリスト教文化圏を中心に、これは人のいのちを殺すことに等しいという強い批判がなされています。

ただし、このような批判に応えるものとして、次のような論理が示されました。もともと不妊治療を目的として行われる体外受精の場合には、同時に複数の受精卵を作製し、そのうち一つだけが体内に戻されることになり、体内に戻されなかった他の受精卵は冷凍保存されます。これを「余剰胚」と言います。余剰胚は、いつかまた利用することがあるかもしれない、ということで冷凍保存されますが、実際にはいつまでも使われないものも少なくなく、それはいずれ処分されることになります。つまり、「結局処分されるのであれば、その余剰胚を使ってES細胞をつくるのに利用したとしても、いのちの萌芽を壊すことにはあたらない」という論理です。そこで、余剰胚からES細胞を作製することまでは認めようと主張する立場があり、またそこまでの研究利用は認める、という判断をする国もあります。

人間のES細胞の研究は、開始されてまだ二〇年ほどの新しい領域です。早くその研究開発に成功し、特許をとることができれば、莫大な利益が研究者、研究機関、そして開発企業など研究を支援や後押ししている組織、国家にもたらされるのは間違いないことでしょう。「いのちの破壊につながる」という感覚を保持している伝統的な宗教的価値観が根強い国や地域では、反対する論調もまだ幅広く存在しています。しかし、やはり研究の先にのぞくその成果が大きなインセンティブとなって、科学技術が発達し合理主義的な発想が広まっている先進国の科学者たちがこの研究をリードし、しのぎを削って成果を競うことになりました。

拒絶反応を起こさない万能細胞を求めて

しかし、ES細胞にはもう一つ、技術的な面でも大きな問題があります。ES細胞は新しい受精卵からつくられる、つまりES細胞の遺伝子は精子と卵子を提供した人たちに由来するため、その遺伝子組成は「今、生きているどの人間のものとも異なっている」ことになります。すなわち、ES細胞からつくり出した組織や臓器を実際に移植しようとすると、遺伝子が一致しないために、拒絶反応が起きてしまうという問題があっ

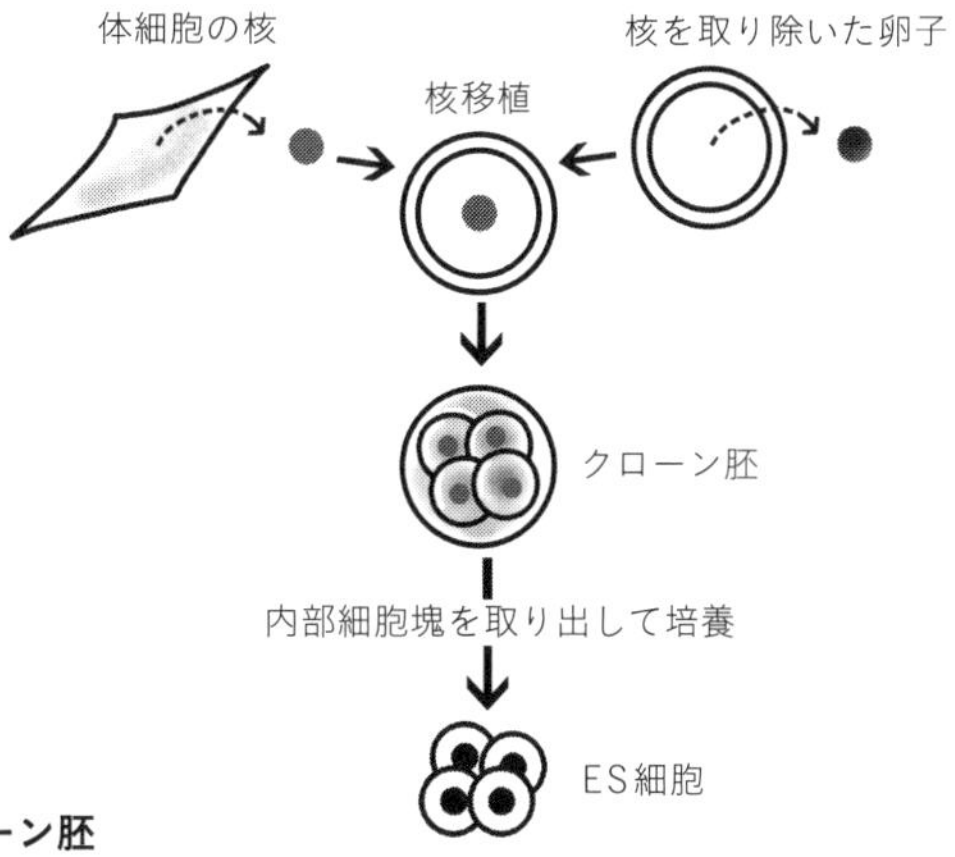

［図３］クローン胚

たのです。

そこで検討されたのが、「クローン胚」を利用して、そこからES細胞をつくるという方法です。具体的には、卵子から遺伝情報が入った「核」を取り除き、そこに今、生きている人の体細胞の核を入れると、その人の遺伝情報を備えた胚ができるのです（図３）。これが「クローン胚」です。そしてこのクローン胚から、先ほど紹介したのと同じ手順でES細胞を培養すれば、その人とまったく同じ遺伝子組成をもった万能細胞ができることになります。本人の遺伝子をもったクローン胚からES細胞をつくれば、拒絶反応を起こさない移植医療も可能になるでしょう。いずれ再生医療の技術がさらに進めば、自分の組織や臓器のスペアを体外で培養・作製し、機能の衰えた部分と取り換えることができるようになる――そんな夢のような医療が実現するかもしれません。

クローン誕生の衝撃

しかし、そもそも〝人間のクローン〟などというものが本当にできるのでしょうか。

クローンというのは「無性生殖」を指す用語で、植物の場合、クローンは比較的容易に実現することができます。生きている木の一部を切り取ってそのまま植える「挿《さ》し木」や、それを別の生きた立ち木の切り取った面に接着すると、一つの大きな木として育っていく「接《つ》ぎ木」もその例です。

では、動物はどうでしょうか。「トカゲのしっぽは切れてもすぐ生えてくる」というように、トカゲの細胞が非常に再生能力が高いことはよく知られていますね。すると、爬《は》虫類と両生類、微妙な違いがあるとはいっても、カエルの細胞からクローンをつくることは想像できるのではないか――そして一九六二年、イギリスの発生生物学者ジョン・ガードンは、実際にカエルの核移植によって体細胞（幹細胞ではないふつうの細胞）からクローンをつくり出したのです。ちなみに、ガードン博士はこの事績によって、それからちょうど五〇年を経た二〇一二年、iPS細胞を作製した山中教授とともにノーベル生理学・医学賞を受賞しました。

　これは生物学史における大いに驚くべき出来事となりました。しかし、「それでも哺乳類となると話はまったく別で、そんなことはとてもできないだろう」とその後も長く考えられていたのです。ところが、第一章でも取り上げたように、一九九六年、スコットランドのロスリン研究所の科学者イアン・ウィルマットが、世界ではじめて、羊のクローンを生み出すことに成功します。この「クローン羊のドリー」の誕生もまた、生物学史を揺るがす大事件でした。ついに高等で複雑な哺乳類でもクローン作製が成功した。ということは、人間でもクローンをつくることができるに違いない――こう考えるのは自然なことでしょう。

　突如として起こったこのような事態に、世界中が驚愕《きょうがく》します。「自分とまったく同じ遺伝子をもったクローンをつくりたい」と願う人が、大金を投じて実際にクローンを生み出してしまうのではないか（ここから、独裁者のクローンなどが生まれてしまうのではないか、といった懸念もよく聞かれます）。亡くなった自分の子どものクローンをつくって、気持ちを慰めたいという人も出てくるかもしれない。また、結婚や異性との関わりをもたずに自分一人で子どもを得たい、と希望する人が、自分自身のクローンをつくろうという考えに至るかもしれない――そのような事態が進めば、男女の親から子どもが生まれる、両親がいてはじめて子どもが存在できる、という観念も過去のものとなり、人類社会の生殖の秩序そのものが崩れてしまうことでしょう。「クローンの子どもをつくったってよいではないか」という声もないわけではありませんでしたが、それでも世界のどの国・地域においてもやはり反対の声が大多数でした。そして、二〇〇五年三月、先進各国の首脳たちは、「人のクローンを生み出してはいけない」という決定を発表することになったのです。

クローン胚とES細胞の混迷

そのような経緯はあったものの、クローン胚からES細胞を作製する方法について、理論的・技術的には十分に見通しができたと言えるでしょう。ただし、この方法にもやはり倫理的な課題が伴わないわけではないのです。

まず、根本の素材となる卵子を提供する女性の心身に多大な負担をかける、という問題があげられます。たった一つのクローン胚の作製を成功させることも、多数の卵子を使ってはじめて可能になることであり、さらにそこからES細胞をつくり出すのは、技術的にもたいへん難しいことです。現段階では、女性が卵子を提供するためには排卵誘発剤を用いて卵子を人工的に取り出すことになりますが、これはからだへの非常に大きな負担となり、重い病気を引き起こしたり、時にはいのちを危険にさらす可能性もあるのです。女性がそれほどのリスクを冒して卵子を提供するということ自体に、そもそも大きな問題があるのではないでしょうか。

また、やはりクローン胚についても、ES細胞のときと同様に「将来人になりうるものを壊して利用するのは、人のいのちの破壊ではないか」という批判の声が上がりました。しかしここでもまた、「クローン人間を生み出す」ことは倫理的に許されないとしても、「クローン胚だけを利用する」ことは許されるのではないか、という論理が現れてきます。まだ細胞分裂が始まって数日の段階のクローン胚を、それ以上は成長させず、そこからES細胞をつくって研究目的のみに利用する――つまり「このクローン胚は人間になるものではない、だから研究に利用しても倫理的な問題は生じない」ということを根拠にしており、「余剰胚によるES細胞の作製は認められる」というときと同じ論理で許容できる、という考え方ですね。

こうしてクローン胚由来のES細胞の開発・研究にじわりと舵《かじ》が切られようとしつつあった二〇〇四年、ソウル大学の黄禹錫《ファン・ウソク》教授が「人のクローン胚からES細胞を作製した」と発表し世界中を驚かせます。ところが、実際には成功していなかったことがのちに判明し、韓国社会を揺るがす一大スキャンダルになりました。しかも、その研究のために卵子を提供していた女性のなかには、黄教授の研究室でともに研究にたずさわっていた若い女性研究者たちが含まれていた、という事実も明らかになったのです。先ほど述べたように、クローン胚からのＥＳ細胞作製にはたくさんの卵子が必要で、そのために女性に多大なリスクを負わせてしまうという大きな問題があります。それがともに研究に関わる研究者から提供されたものであったということは、教授から部下に対する影響力の行使があったのではないかと疑わせるものです。これは研究倫理の問題としてもゆゆしき事態です。

世界を騒がせたそんなスキャンダルはありましたが、その後も、クローン胚からＥＳ細胞をつくる研究は続けられています。二〇一三年から二〇一四年にかけて、アメリカなどの研究雑誌に「クローン胚からＥＳ細胞作製に成功した」という論文がいくつか掲載されていますが、いずれもまだ数多くの卵子が使われており、成功率はあまり高くないようです（粥川準二「ＳＴＡＰ細胞事件が忘却させたこと」――『現代思想』二〇一四年八月号）。

想像を超えるiPS細胞

一方、クローン胚によるES細胞とはまったく別のアプローチで、細胞をいちばん初めの状態に戻す、すなわち〝初期化〟するための研究が進められていました。その代表が、二〇〇六年に京都大学の山中伸弥教授の研究グループが作製したiPS細胞(induced Pluripotent Stem Cell＝誘導多能性幹細胞)です。

クローン胚は「卵子の核を入れ替える」という操作によって細胞を初期化させます。これは先に動物で実現された技術を用いるもので、理論的には人間にも応用可能だろう、ということは十分に想像できることでしょう。ところがiPS細胞の場合、「すでに成長・分化した細胞内の、たった四種類の遺伝子を作用させる」ことで細胞を初期化させるという極めてユニークな着想からあみ出された方法であり(図4)、そのようなことが可能だと想像する科学者は決して多くありませんでした。

さらに、クローン胚自体は万能細胞ではなく、そこからES細胞に誘導したいわけですが、そのためには「余剰胚からまずクローン胚をつくる(＝初期化)」「そのクローン胚の中から細胞の塊を取り出して、ES細胞を作製・培養する」という二段階の工程が

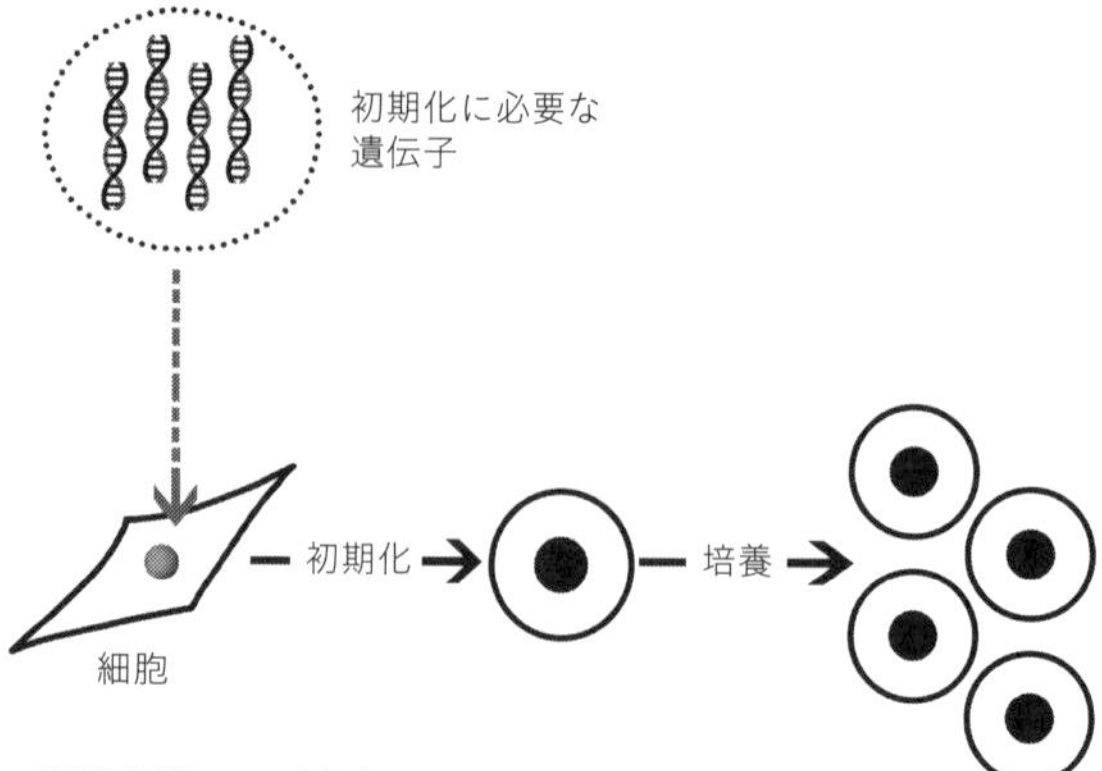

［図4］ iPS細胞のつくり方

必要で、それが成功率を低くしてしまう要因でもあったわけです。ところがｉＰＳ細胞の場合、「四つの遺伝子を作用させる」というたった一つの工程を経るだけで、もとの細胞とまったく同一の遺伝子組成をもった万能細胞ができるのです。しかも、ＥＳ細胞の作製の際には避けられなかった、「胚＝いのちの萌芽を壊す」という重大な倫理的問題もここでは生じません。

ただｉＰＳ細胞は、すでに成長を遂げた、すなわち本来は時間を逆戻りすることのない細胞に遺伝子的な操作を加えてつくられているため、治療に用いられたあとにがん化する可能性が高いのではないか、また人体組織をつくる能力が落ちるのではないか、といった懸念の声もあり、新しい技術だけにどんな影響があるのかわからないことも少なくありません。その点で、人の自然な発生の過程にある受精卵からつくられるＥＳ細胞に一日の長があるのも事実です。現在は、どちらの細胞についてもさらなる開発・培養技術の研究が進められ、国際的な競争が行われています。

万能細胞が開く世界

何にでもなることができて、新たな医療の扉を開くであろう〝夢の万能細胞〟を求めて、ＥＳ細胞やｉＰＳ細胞などを研究し、つくり出してきた歴史を追ってきました。では、そのような万能細胞が手に入ることによって、今後どんなことが可能になっていくのでしょうか。

血液細胞に誘導できれば、今後、大幅に不足することが予想されている輸血の問題が解決する。脊髄《せきずい》にうまく作用させれば、脊髄の損傷による下半身麻痺などで車いすでしか動けなかった人が再び歩けるようになる。またパーキンソン病やアルツハイマー病などによる、神経や脳の細胞といった一度機能が失われると回復が望めないとされていた部位についても、働きが失われた細胞を再生させることによって機能が回復する――そんな再生医療の急速な展開に高い期待が寄せられています。

二〇一二年に文部科学省が提示したロードマップ（工程表）によれば、骨折や関節の損傷のような身近な障害から、心筋梗塞など生活習慣や老化に関係する病気、さらに回復がとても難しい病気である白血病や血小板減少症、脊髄損傷などについて、今後一〇年以内に臨床研究が可能になると予想されており、ｉＰＳ細胞を用いた再生医療で実現することが期待されている治療は非常に多岐にわたっています。輸血用の血液や、やけどの治療のための皮膚などについては、かなり早いうちに臨床現場での利用が実現する可能性が出てくるかもしれません。また、パーキンソン病は脳の中で神経の信号を伝える「ドーパミン」という物質をつくる神経細胞が減少することによって、手足のふるえや筋肉のこわばりなどの症状が現れ進行していく難病ですが、そのパーキンソン病に対して京都大学ｉＰＳ細胞研究所では、ｉＰＳ細胞由来の〝ドーパミンをつくる神経細胞〟を脳に移植する、という治療方法を計画しています。その臨床研究を二〇一六年中にも実現すべく準備を進めている[*2]とのことで、これにも大いに期待が高まっています。

また、からだの一部を〝再生〟することでこれまで治療の困難だった病気を治せるようにする、ということにとどまらず、新薬の開発や病気のメカニズムの解明といった分野においても、ｉＰＳ細胞の活用が大いに期待されています。ｉＰＳ細胞を使って、病気の発症や進行の様子を「実験室」、つまり人体の外で再現し、それを治療する新たな方法や薬剤を見いだそうというのです。

たとえば、重い心臓病の治療法を探すには、病気がどのように発症し、病変がどのように進行していくのかを調べる必要があります。患者さん自身の心臓の細胞を採取し調べられることが理想ですが、実際にはほとんど無理なことでしょう。ところが、皮膚など、患者さんに特別な負担をかけることなく採ることができる細胞からiPS細胞をつくり、それを心臓を構成する細胞に誘導・分化させることができれば、その患者さんが病気を発症する前の心臓の細胞に近いものが得られるでしょう。その細胞を使って発病の原因や進行の過程を見ていくことができれば、まったく新たな治療法や、その患者さんに最適化した特別な治療法が発見される可能性も高まります。

また、現在は一つの薬を開発するために、多くの参加者を必要とする大規模な治験を行わなければなりませんが、これも同様にiPS細胞を実験に用いることで、直接人に負担をかけることなく安全に薬の効果を確認することができると考えられ、新薬開発の方法が一変する可能性も見えてきます。

＊2　ただし二〇一五年一一月に、臨床研究から、より厳しい安全基準の求められる「治験」に切り換えるため、臨床応用は一年遅れる見込みであることが発表された。

〝いのちの始まり〟への操作

このように、ＥＳ細胞やｉＰＳ細胞などの万能細胞を用いた再生医療には、実にさまざまな可能性が秘められています。その研究がますます進んで、人びとの苦悩を克服し、幸福な生活をもたらすために十分に役立つことが期待されます。

しかし、こうした状況を手放しで喜んでいてよいものでしょうか。

ｉＰＳ細胞のもっとも革新的な点は、本来、必ず老いていく細胞を〝初期化〟し、からだのあらゆる部分に分化していける状態にまで戻した、というところにあります。これはある意味、細胞を〝いのちの始まり〟に近づけること、とも言えるのではないでしょうか。実際に、生命発生の仕組みを解明するための研究においても、ｉＰＳ細胞の活用が大いに期待されています。一方で、〝いのちの始まり〟を人の手によってつくり出し、それを意のままに利用しようという試みには、どこか危ういものが感じられはしないでしょうか。

万能細胞の開発・研究の歴史を振り返ってみてわかるように、ＥＳ細胞やｉＰＳ細胞などの万能細胞を利用するためには、初期の胚の段階から身体のそれぞれの組織が形成される、いのちの始まりの段階を〝操作する〟過程が必然的に伴います。ここには「科学技術によって、いのちを人工的に形づくっていく」という側面があるのではないでしょうか。これは、胚を壊すことによってつくられるＥＳ細胞の是非をめぐって生じた「いのちの始まりを破壊する」という議論とは、まったく別の倫理の問題として問い直される必要があります。その先に、エンハンスメントの飛躍的な拡充という可能性が見えてくるからです。

人の一部をもつ〝何か〟

一つ目の課題は、「人の細胞を動物のからだに混ぜる」という問題です。先にも述べたように、万能細胞によって実現できるかもしれないと期待されていることは数々ありますが、その意義がもっともわかりやすいものとして、「機能の十分でない臓器を、万能細胞からつくった臓器と取り換える」ということがあげられます。現在の医療では、肝臓や心臓などの機能が落ちて死を待つしかない状態になった場合、「臓器移植」、つまり他の人から臓器をもらうという方法しかありません。しかし、臓器の提供者は圧倒的に不足しているという状況があります。ところが、万能細胞の登場が思いもよらない解決案を提示したのです。

イノシシと豚を掛け合わせて生まれる「イノブタ」は、双方の遺伝子をもっています。これは自然な交配を通じて、異なる種の精子と卵子を合体させた「異種交配個体（ハイブリッド）」と呼ばれるものですが、万能細胞を用いると、自然交配を経ずに、ある生物種の胚に異なる種の生物の幹細胞を混ぜるということも可能になります。すると、一つの生き物のなかに異なる個体の要素が入ってくることになります。「キメラ（キマイラ）」という言葉をご存知でしょうか。これはギリシア神話に登場する想像上の怪物で、「頭はライオン、胴体は山羊、尻尾は毒蛇」という異形の存在です。ここから転じて、今述べたような「一つの個体のなかに異なる遺伝情報をもつ細胞が混じっているもの」を、生物学ではキメラと呼んでいます。

このキメラを応用して、たとえば心臓に障害のある人の細胞からiPS細胞をつくり、それを豚の胚に入れることで、豚の体内で人間の心臓を育てる、といったことが実際に目指されています。豚が例にあげられるのは、豚のゲノムが人間のものに比較的類似しているためです。そうしてできる心臓は、その人の遺伝子をもった健全な心臓であり、拒絶反応もなく移植できると考えられています。ただし、人の臓器をもった豚を生み出すには、豚のウイルスが人に感染しないなど、安全性だけでも多くの研究が必要で、実現できるとしてもまだまだ先のことになりそうです。

しかし、安全性の問題だけではありません。ここにはきわめて大きな倫理的問題があります。そもそも、「人間と豚のキメラをつくる」などということが許容できるのでしょうか。豚の胚に移植される幹細胞は、まぎれもなくその人自身（の一部）であり、また豚の体内で育つ心臓は、その一部は〝人〟であると言えるでしょう。そのような存在を自由に操作することは、果たして倫理的に容認できることなのでしょうか。

また、このようにしてさまざまにキメラを作製し、研究や医療への利用が進んで行くとすると、一体どこまでが人でどこまでが動物なのか、〝種〟の境界が揺らいでしまうのではないでしょうか。そうするとやがて、「人とは何か」という理解までもが怪しくなってくるかもしれません。

人のいのちをつくり出す

キメラの問題は、未来に起こりうる可能性についての懸念ですが、万能細胞の研究にはもう一つ、今この時点で十分に問われなければならない倫理的課題が存在します。それは「生殖細胞をつくってよいのか」という問題です。

マウスによる実験では、すでにES細胞やiPS細胞から精子と卵子（生殖細胞）を誘導・分化すること、またそこから新しい個体を生み出すことにも成功しています（ただし、現時点では「精子・卵子ともにES細胞あるいはiPS細胞由来」ではなく、どちらか一方は自然な生殖細胞で行った人工受精による）。そうしてできた精子や卵子を用いて、生殖細胞が関わる不妊症や先天性の疾患・症候群の原因の解明等を行うことが期待されています。

しかし、この技術の先には、それ以上の重大なことをも実現してしまう可能性が潜んでいます。マウスで成功しているということは、理論上は人間の生殖細胞をつくれる可能性もとても高いことになります。すると、そこからクローン胚をつくることも、またそうしてつくられた精子と卵子同士を受精させれば、赤ちゃんとして生まれる可能性も十分に考えられますね。これはつまり、万能細胞という人工的な細胞から〝いのち〟そのものを生み出すことができる、ということを意味しているのです。

遺伝子から始まる〝人間の品種改良〟

「いのちをつくり変える」ことになる万能細胞の利用には、さらに別の危うい側面も伴っています。第二章では、遺伝子レベルの検査を行い、受精卵、さらには精子や卵子の時点にまで「いのちの選別」が進んでいく可能性について述べました。万能細胞の研究・利用が拡大していくと、遺伝子レベルでの〝選別〟に加えて、やがては人間の〝改造〟にまでも進んでいくかもしれません。植物や家畜に対してはすでに「遺伝子組み替え」として行われてきましたが、今度はそれが人間に対してなされる可能性も視野に入ってきているのです。

アメリカの生命科学者であるグレゴリー・ストックは、一九九〇年代からそれが可能であることを力説しています。（『それでもヒトは人体を改変する――遺伝子工学の最前線から』）。第一章でも触れましたが、ストックによれば、世界初の哺乳類のクローンであるクローン羊のドリーはそもそも、イギリスのＰＰＬセラピューティクス社というバイオベンチャー企業のサポートのもと、「人の遺伝子を羊に導入して、人間のタンパクを含んだミルクを出せる羊をつくる」ことを目的としてつくり出された存在だったのです。また、ドリー誕生の翌年には、人間と同じ血液凝固因子をつくる遺伝子をもつ羊「ポリー」も生まれていました。輸血のための血液の供給には、エイズなどの感染の恐れが伴うため、それに代わる方法を導入しようという考えのもと、研究が進められていたのです。同じように、生殖細胞や初期の胚の遺伝子を操作することができれば、これまでとは異なった性質をもつ個体をつくることができるわけです。羊をはじめ、家畜ではすでにさまざまに試みられていますが、動物にできるならば、人にも不可能ではないと考えられるでしょう。

そして、ＥＳ細胞やｉＰＳ細胞のような万能細胞がつくり出され、自由に操作ができるようになってきたことが、〝人間改造〟の可能性に拍車をかけるのではないかと考えられます。そのような遺伝子工学の技術が確立されてきたことで、これまで動物や家畜に対して行われてきたような「いのちの始まり」の段階に介入する実験がより自由にできるようになるからです。さらに、理論的には精子や卵子、受精卵といった生殖細胞への遺伝子操作によって、のちの世代にまで継承されるような変化を生み出すことも可能になるでしょう。これは「人間の品種改良」と言ってよいものだと思います。

「いのちの始まり」へのこのような介入が進んでいくと、次世代に影響を及ぼすような遺伝子操作を制限し続けることができるかどうか危ぶまれます。人間の品種改良、と言えばおぞましいと感じる人は多いでしょう。しかし重大な病気の防止などを目的に慎重に行われる遺伝子レベルへの介入（エンハンスメント）は、前章で見たように強制的なものではない、人びとの幸福に寄与する「新しい優生学」であり、ゆえに許容できると考える人も少なくありません。ストック自身もその一人で、生殖と遺伝に関わるエンハンスメントを積極的に推し進めるべきだという立場です。

そこから何ができてしまうのか

ＥＳ細胞の作製に伴う「いのちの萌芽を壊す」という重大な倫理的課題が問われてきました。ｉＰＳ細胞は、それを克服するための研究努力の一つの到達点と言えるでしょう。しかしそこにはまた、異なる倫理の課題――「人の細胞を動物のからだに混ぜてよいのか」「生殖細胞をつくってよいのか」――が存在しています。特に後者は、それが遺伝子レベルで「いのちの始まり」にまで及ぶことで、人のいのちを根本的につくり変えてしまう、すなわち〝人間改造〟にまで至る可能性があります。

ただ、従来の議論でこの問題は十分に論じられていません。焦点があてられているのは、いずれにしても「いのちの始まりを壊してよいのか」という問題です。これは、生命倫理の問題を考える基本的な枠組みが、欧米社会の価値基準――つまり、もともと「いのちの始まり」というものに高い価値を認めるキリスト教的な倫理に拠《よ》っている、というところに理由があると考えられます。しかし、万能細胞、そして再生医療をめぐる倫理的課題の本質は、それとは別のところにもあるのではないか、と私は考えています。それは「そこから何ができてしまうのか」、すなわち予測ができない科学研究の帰結、という問題です。

前の節で見た、重大な病気の防止を目的として人の遺伝子に操作を加えるような医療を考えてみましょう。高度な技術によりその遺伝子への操作は何の問題もなく成功し、それによって予測されていた病気は着実に防がれるでしょう。しかし、その遺伝子への操作が、「それ以外の部分にどのような影響をもたらすのか」を完全に予測することは、誰にもできません。また、ある種の遺伝子操作を禁止したとしても、誰かが隠れて行ってしまうことを完全に防ぐことができるでしょうか。こうした予測できない未来が進行して、破局的な事態が起こってしまう可能性を否定することができるでしょうか。

常に先へ先へと成果を追求し続ける科学について、その目的の部分がいかに明確であったとしても、その先に「何が生じてしまうのか」を完全に予想し、考えられるリスクをあげつくすことは不可能です。しかしこの懸念は、再生医療が描き出す未来への大きな希望の陰にあって、過小評価されているのではないでしょうか。

見通せない未来を見定める

二〇一五年四月、中国の中山大学のチームが「ゲノム編集」という手法を用いて、ヒト受精卵の遺伝子改変を行ったというニュースが伝えられました。やはり「そこから何ができてしまうのか」、たいへん不気味なものが感じられないでしょうか。

再生医療によるエンハンスメントが急速に拡大しつつあり、人間改造の可能性もすぐそこまで来ています。このゲノム編集のような事例が、今後次々と既成事実化していくことも十分に考えられるでしょう。「人間のいのちをつくる、つくり変える」科学技術に向かって、少しずつドアが開いてきている、というのが現在の状況だと思います。

このような再生医療の利用や研究がこのまま進んでいくことについて、やはり何らかの規制やルールが、しかも国や地域を超えた枠組みが必要ではないか、という声はまだ大きなものにはなっていません。しかし、早い段階から国際的な討議を促していく必要があるのではないでしょうか。

重要なのは、やはり「今後、何が起きていくのか」という未来予測が関わっているということです。未来のことをどこまで見通すことができるのか（あるいは、できないのか）、という点を、真剣に見定める必要があります。そして、未来が見通せないときには、「現在できること（成果）を重視して、それをできるだけ効率的に進めていく」という、現代の科学技術のあり方をよくよく省みるべきでしょう。これは未来世代に巨大な負荷を負わせてしまった原子力発電の問題を思い出させます。気づかぬうちに坂をすべり落ち始めて、「あとは野となれ山となれ」という姿勢になってしまっていることがないように、早い段階からそれを方向づけるあり方を考えていく――それが、今、目覚ましい発展を続ける再生医療について、私たちがただちに取り組むべき課題ではないでしょうか。

第4章

「すばらしい新世界」には行きたくない？

ある未来予想図

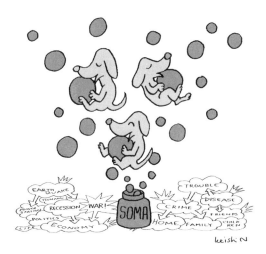

〝想像力〟を手がかりに

現代の医療やバイオテクノロジー、あるいはそれと結びついた経済のあり方は、私たちの住む世界の環境を破壊してしまうだけでなく、私たち人間の、人間らしいあり方そのものを変えてしまうのではないか――ここまでに、先進的な医療やバイオテクノロジーを利用して各々の人間が望むままにそれぞれの希望を満たすこと、あるいは自分が望むような素質をもつ子どもを〝選んで〟生んだり、人が人のいのちをつくり出したり、変質させたりするような事態が、もうすぐそこまで迫りつつある状況を見てきました。

人は「健康でいたい」という願いに基づいてバイオテクノロジーを利用しますが、それはやがて、私たちの思惑を超えて次々と発展していき、それに引っ張られる形でますます私たちの欲求・欲望はとめどなく喚起されていきます。すると、「人間としての、よりよいあり方」というものがしっかり問い直されないままに、目的や判断基準を見失った科学が暴走していく、という事態が十分に起こりうるのではないでしょうか。

それを止めるための考え方の基盤というものを私たちはもっているか、ということが問われてくるわけですが、それには「人間にとって、尊い存在が崩されていくとどうなるのか」という問題を考えてみることが、一つの重要な手がかりになるのではないかと思います。そして、このようにやや抽象的で、身近にはすぐ実感できないような問いは、〝想像力〟によってそれを身近なものに引き寄せる必要があります。つまり、芸術作品が大いに助けになる領域なのです。

子どもが工場で「製造」される世界

バイオテクノロジーがもたらす未来の倫理的問題を考えるうえで、イギリスの著作家オルダス・ハクスリー（一八九四－一九六三）が一九三二年に発表した『すばらしい新世界』は大いに注目すべき作品です。「組織化された社会とバイオテクノロジーとが結びつくことで、人間が人間ではなくなってしまう未来」を描いたディストピア小説です。

物語の舞台である西暦二五四〇年の世界は、大量生産の象徴である「フォード様」がつくった世界国家。フォード様の別名は「フロイト様」であり、また条件反射に関わるものに「パヴロフ」の名が冠されている。つまり、科学技術を徹底活用し、人間をできる限り生物学的かつ心理学的に理解・把握し、国家に都合がよいように適切にコントロールする。そういうことが進んだときに何が起こるか、ということを予見した作品と言えます。

この世界ではバイオテクノロジーが高度に発達していて、すべての子どもは人工的に体外受精によっていのちの萌芽＝受精卵となり（今日ではすでに広く行われていることですが、この作品が書かれた二〇世紀初頭の時点ではまったくの空想的な設定）、さらに子宮に代わる人工の壜《びん》の中で培養されて誕生します（こちらは、現時点ではまだ達成されていない技術ですね）。これが「ボカノフスキー法」と呼ばれる技術です。そして、受精させられる生殖細胞は、その遺伝的素因を含めて厳格に管理されていて、上からアルファ、ベータ、ガンマ、デルタ、エプシロンという五つの階級に、はじめから産み分けられており、また低い階級の人びとは、将来同じ作業に従事した際にそれを効率よく行えるよう、クローン技術でまったく同じ遺伝子をもった子どもが大量につくり出されたりもします。

したがって、女性の胎内で子どもが育つということはない、つまり生物学的な「親」というものがもはや存在せず、社会的な「家族」もないのです。子どもは工場で計画的に「製造」され、生殖という役割を手放したセックスは、ただひたすら快楽と友好のためだけになされるものになっています。

そして、子どもは生まれるとすぐに、「ネオ・パヴロフ式条件反射教育」という名の幼児教育を施されます。たとえば、労働階級の赤ちゃんに対して、本を見て、読んで「おもしろい」と感じると電気刺激で激しい痛みを与えるようにする。そうすることで、余計なことを考えて労働の邪魔になる読書などは嫌いになるように条件づけられます。また、熱帯地域で働く人はそこでの作業効率をより高めるために、暑さが好きになるように身体的な条件づけが行われます。こんな具合に、各階級に合わせてできるだけ無駄をなくす条件づけ教育がなされます。こうした徹底した条件づけは眠るときにまでもおよび、催眠効果を利用して、効率よくものごとが進むような考え方を刷り込む「睡眠時教育」が行われるのです。こうして、個人の自由な意思の存在しない、しかもそのことにまったく気づかない社会が築かれています。

世界の「安定」のため、心を統制する

このフォード様による世界ができる前には、私たちが二〇世紀に経験した二度の世界大戦を想起させるような「九年戦争」があり、世界が大きな混乱に陥ったとされていま

す。そこで、再びそうした混乱に陥らないようにフォード世界は築かれ、「共有・均等・安定」という三つの標語を究極の目標として世界国家は統制されています。とりわけ「安定」の理念が重要です。人間の自由は不安定をもたらす、ゆえに徹底的に自由を抑制する政策が行われているのです。

しかし、個人の意思に基づく自由が存在しないにもかかわらず、人びとは満ち足りて暮らしています。なぜなら、不安や不満はなく、そして快楽は存分に得られるからです。安定を求める社会では、不安を抱いてはいけない。そこで、不満や怒りや悲しみなど精神的な不安定が生じると、人びとは〝ソーマ〟という薬をのむことになっています。

ソーマとは、もともとインドの神話に出てくる神聖な飲料（ソーマ酒、不死の薬アムリタ・甘露《かんろ》と同一と見なされることも）に由来する呼称ですが、フォード世界ではこの薬をのむと精神的な安らぎを経験できるのです（うつ病などに用いられる向精神薬を思い起こさせるものがありますね。ソーマは究極のエンハンスメントと言えるのかもしれません）。「ソーマ一立方センチは十の憂鬱を癒《いや》す」という標語がそこに掲げられています（『すばらしい新世界』六八頁）。悩むことも、暗い気分に落ち込むこともなく、手軽に心地よい気分に浸ることができるので、人びとは過去も未来も考えず、人生について思索するということがありません。悲しみや怒り、また特定の相手への深い感情など、自らもて余してしまうような心理状態になったときには、これをソーマで抑えることになっています。

では、ただ心安らかなやさしい人になるのかというと、適度な攻撃性や、危険を冒してチャレンジするような雄々しい生き方、というのもときにはバランスを取るのに必要だと考えられていて、そのために「代替激情療法」なるものが登場します。結局、落ち着いた感情にせよ、激しい感情にせよ、個人が感じるままに自然に発露するものではなく、すべては安定した社会を保つという目的のために完全にコントロールされている。そのようにしなくてはならないのです。かつてマルクスは宗教を「民衆のアヘン」とよびましたが、フォード世界ではもっと直接的に「薬物」で安らぎをもたらします。人を抵抗や批判の側に導くことがある宗教よりも、はるかに効き目がありそうです。

人間らしい時間と経験の否定

先にも述べたように、この世界には親子関係も家族も存在しません。家族関係を否定することもこの世界の政策の一つで、深い愛情の絆は、社会の安定を壊すものと見なされています。キリスト教では結婚を「永久に壊れてはならない一対の男女の関係を築く」こととしていますが、この世界では、それは「あってはならない」ことなのです。一人の相手に深い愛情を感じるのは病的であり、道徳的に間違っているとされます。

そして本来、自由な意思や創造性を育むはずの芸術活動についても、逆に見事に自由や創造性を奪うようなものに変えられています。この世界の主要な娯楽に「触感映画《フィーリ》」というものがあります。これは単なる視覚的な映画ではなく、画面に現れるものの触感を実際に皮膚で感じられるほど、あらゆる感覚を刺激して人にひたすら「快感」を与え、意思や感情の自由を奪うような効果をもっています。そして、フォード世界ではこれこそが〝本来の芸術〟の典型で、従来の意味での芸術はもういらないものとされている。つまり、快感に反するようなものを見せることは許されないのです。たとえば悲劇は観客に苦しみや悲しみを思い起こさせ、それゆえにこそ得られる喜びや愛の力をも意識させるので、完全に追放されています。当然、悲劇を通して深い人間性を描き出すシェイクスピアのような作品は禁書扱いです。

人間の深い感情や経験、また思惟を通してはじめて知ることができる人間の真実――これが本来、芸術が体現してきたものだとすると、それはこのフォード世界からは完全に放逐《ほうちく》されていて、その代わりに、何も考えることも葛藤することもなく快楽と安定を得られる装置だけがあるわけです。これはゲームや映画、テレビ、また無限のコンテンツが氾濫《はんらん》するインターネットなどが身の回りにあふれていて、ほどよく調節された興奮によって受動的にときを過ごすことができる現代社会を思わせるところがあります。

この世界では「歴史」もまた排除されています。過去に何があったか、今生きている人びとはなぜこのように生きているのか、と考えることは不安定要因となるからです。社会と人間がどうしてこのようにあるのか、という歴史が見えてくれば、フォード世界のあり方を疑問に思う人が出てきてしまうでしょう。時間があってこそ経験があり、経験を通して人間は成長する。そして人間たちの経験を伝えるのが歴史です。歴史の否定は、人間的な時間と経験の否定でもあります。

現代とよく似た、ゆがんだ科学

この世界で唯一克服できていないのが「老い」と「死」。老いと死に向き合うことで、人は生きている意味について考え、生きがいある生とは何かを見つめ直すことができるのかもしれません。ところが、フォード世界では、これにもまた科学の力で対抗する措置が取られています。高度に発展した医療技術により、病気とも不健康の兆しとも無縁のまま年齢を重ね、身体的にも精神的にも、若々しいまま生き続けるのです。

不死は実現していませんが、最期のときが近づいた人は「終末医療病院」に収容され、ソーマの力も借りて快適なまま死を迎えます。そして、子どもたちは幼児のころからこの施設を毎週のように見学し、死者が出た日にはチョコレート菓子をもらって（まるで誕生日のようです！）、死は怖いものではなく、日常の当たり前のこととして理解するように条件づけられるのです。現代の社会では「死への準備教育（デス・エデュケーション）」が広まりつつありますが、意図はだいぶ違うものの、これは高度に医療化されている社会の特徴をよく表していると言えるかもしれません。

グロテスクでおぞましい、でもどこか他人事とは思えない世界だと感じませんか。もちろん、現代社会がそのままここに描かれたような世界になっているわけではありません。しかし、一〇〇年近く前に書かれたこの物語を読み進めるほどに、今、私たちの社会に現れつつある危ういところが見事に見通されている、という感覚を抱かされます。「安定」という理念を確実なものにするために、心理学などの手段を使って情報と意識が巧妙にコントロールされている社会。そこでは人間の自由を奪う方法に科学が大いに関わっていますが、これは真実を追求するための科学ではなく、有用性や効率のみを目的として、いのちをそこに組み込んで進み続ける科学です。ここに、医療とバイオテクノロジーの発展をめぐる現代社会の状況とパラレルな問題が浮かび上がってきます。

「完全な社会」に適応できない人

「安定」という理念を実現するために、あらゆる情報、さらに人間の意識までもが巧妙かつ徹底的に管理された、不安のないなめらかで快適な社会。しかし、どれだけ完全を志向しても、必ずどこかにノイズは入り込むものです。この世界に適応できない人、というものが出てきます。

バーナード・マルクスは、五つの階級のうちもっとも高いアルファ階級に属する人物ですが、彼が製造（！）される際の手違いのために身長や容貌に欠陥があり、劣等感をもっています。それゆえ孤独を愛するところがあり、ますます疎外される、という状況にあります。ちなみにこの社会では、特定の二人だけの親密な関係を深めることも、さらには一人だけで自分の世界に浸ることも、「安定の妨げになる」ために忌避されています。このバーナードと、そんな彼になぜか好感を抱くレーニナという美しい女性が、この秩序の外にあるもう一つの世界に旅に出ることで、物語が大きく動き出します。

フォード様の理念で管理される社会の外側には、実は別の世界が存在しています。フォード世界の中心はイギリスのようですが、別世界は北米のニューメキシコにある「野蛮人居留地」。それは、いわゆる「先住民的なもの」が今も生きているという意味に加えて、「かつての文明社会」、すなわち私たちの現代社会を含む、西暦二五四〇年の世界ではすでに失われている過去の文明社会の遺物が残されている場所、ということを意味しています。そこでは、フォード世界では好ましくない、あるいはいやらしいものとされ、すでに廃絶されている習慣――たとえば結婚、妊娠・出産、祖先崇拝、宗教など――が残っています。

　バーナードとレーニナが休暇をとって旅行に出たように、フォード世界の住人が娯楽のために野蛮人居留地を訪れることがあります。かつてそのようにしてフォード世界から野蛮人居留地を訪れた一人の女性が、ちょっとした手違いのためにそのまま取り残され、そしてなんと自らのおなかを痛めて子どもを出産していました。青年となったその子ジョンは、野蛮人居留地で生まれ育ったものの、母リンダは文明世界から取り残された人であり、かつ父親が誰であるかもわからないというその出自のために、野蛮人居留地の人びととの間でも常に疎外され、孤独を味わっていました。

シェイクスピアの世界が照らし出すもの

そんな青年ジョンの心を満たし支えたのは、フォード世界では排除され、野蛮人居留地に残されていたウィリアム・シェイクスピアの本でした。たまたま捨てられないで残っていたシェイクスピアの本を愛読し、そこから真の人間らしい生き方を学び、またそこに描かれる神の存在を通して「孤独と向き合う」ということを身につけていきます。こうした経験を通じて、ジョンはフォード世界では否定されている時間・死・神といった概念も深く意識するようになるのです。

この本の表題「すばらしい新世界」は、シェイクスピアの『あらし』に出てくるセリフから取られています。弟の裏切りで離れ島に流されたミラノの王、プロスペローとその娘のミランダ。彼女たちのいるその離れ島に、あらしによって船が難破し、文明世界の人びとが流されてきます。実は、このあらしはプロスペローの魔術が引き起こしたものので、彼らは一二年前、プロスペローを裏切り権力を簒奪《さんだつ》した者たちだったのです。のちにミランダと結ばれることになるファーディナンドを除いて、身なりこそきれいだけれど、ずる賢く権力欲にまみれたミラノやナポリの王侯貴族らの、心の真実を欠いた世界。離れ島の世界しか知らないミランダは、そのうわべの部分を文明的な世界であると誤解し、「すばらしい新世界！」と憧れて語るのです。

本当に「すばらしい」のは、偽りの世界に染まっていないミランダの心、また苦難に耐えて娘に愛情を注ぎ、やさしい心を育てた父プロスペローの、怨念とともに保持された深い情熱でしょう。目に見えない彼方の世界を思い描き、その思いに支えられて生きる意味をもつことができるミランダ――「すばらしい新世界」とは、そんなミランダの心の中の世界でした。ところが、実際のミラノやナポリにもはるかに増して、ジョンが向かっていくフォード世界は「安定」を超える価値が思い描けない、平板そのものの世界だったのです。シェイクスピアの作品はジョンに、プロスペローやミランダのような深い情熱と真実を尊ぶ人間性を教えてくれました。読者はジョンとともに、シェイクスピアの世界に照らして「フォード世界のどこがおかしいのか」を学んでいくのです。

野蛮人が見た「すばらしい新世界」

野蛮人居留地を訪れたバーナードとレーニナは、偶然ジョンと出会い、フォード世界と野蛮人世界との境界的な存在である彼とその母親リンダをフォード様の文明社会に連れ帰り、有名人にしようと企てます。しかしジョンは、バーナードと対話を重ねるうちに、そして彼の手引きで未来の文明社会のさまざまないやらしい側面を目の当たりにすることで、フォード世界に対して強烈な違和感を抱いていきます。フォード世界の住人であるレーニナにとって、男女の間で快楽を求めるのは当然のことなので、何のためらいもなくジョンを誘惑します。しかし、刹那的な時間を超えた次元にこそ生きる価値を認めるジョンには、単なる快楽の追求は嫌悪の対象でしかありません。そしてもとの社会に戻ってきたリンダは、ソーマがもたらす安楽にとらわれたまま亡くなりますが、そこに居合わせた誰もが慌てることも悲しむこともなく、平然と死を受けとめるのでした。ジョンはそのことに愕然《がくぜん》とします。

こうして次々と歯車が狂い、ジョンは公然とこの「すばらしい新世界」の欺瞞《ぎまん》を告発し始めます。そしてこの未来文明社会を支配する側である「世界統制官」に対して、人間が真に人間として生きているシェイクスピアの世界について語ることを通じて、読者に「すばらしい新世界」の異様さを改めて浮かび上がらせます。

結局、ジョンは野蛮人居留地に戻り、フォード世界で堕落してしまった自分に対して「鞭《むち》打ち」という宗教的な苦行を課し、孤独に生きることを選びます。ところが、今度はそこにフォード世界の群衆がやってきて、一人で苦しむことで真理に至るためのものであったはずのその行為を、娯楽のための見世物として見せるように要求します。ジョンの孤独の世界は破綻してフォード世界にのみ込まれ、ジョンは苦悩の末に自らのいのちを断ってしまうのです。

「すばらしい新世界」と全体主義

第一章から第三章で見てきたことは、現代のバイオテクノロジーやそれを用いた医療のとどまることのない発展とともに生じてくる、私たちのいのちを脅《おびや》かす懸念のある側面です。そしてそのようなバイオテクノロジーや医療は、グローバルな市場経済システムと結びつくことで暴走していく可能性がある、あるいはすでに暴走しつつあると言えるでしょう。それに歯止めをかけようと考えるとき、懸念される〝それ〟がいったい何で、どのような事態が起こりうるのか、ということをはっきりと見定める必要がありますが、『すばらしい新世界』は、この点について多くのヒントを提供してくれます。

フォード世界は、人間が工業製品のように「つくられる」世界です。そして、生まれたあともバイオテクノロジーや心理学、精神医学など、あらゆる方法で管理されていますが、それは常に「快」へと方向づけられているので、当事者はあまり不満をもたない。こうした特徴が現代社会にそのまま現れているわけではありません。しかし、何か相通じるところがあると感じられるからこそ、苦笑いをせずにはいられないのでしょう。

この作品が書かれた一九三二年という時代を考えると、その先見性は際立ったものに思えます。この時期、科学技術の発展は目覚ましく、その一環として生命科学や優生学、また心理学や精神医学などの学問分野も大きく広がってきていました。科学技術の発展の先に、大量生産や都市化が進み、画一化が深まる近代社会がもうすぐそこまで来ている、という感覚は多くの人が共有していたでしょう。「フォード」は工場での大量生産を想起させる名前ですが、チャップリンが大量生産的な工業がもたらす世界を諷刺した映画「モダン・タイムス」を制作したのは一九三六年のことでした。しかし、生命科学や優生学、心理学などの学問がやがて政治的に大きな力をふるい、市民生活に多大な影響力を及ぼすことになる、などと考える人は、当時は決して多くなかったと思います。

やがてナチス・ドイツが優生学的な観念を、障害者やマイノリティの排除、さらには抹殺《まっさつ》にまで拡大していきます。他方でソ連を中心とする社会主義国家でも科学を利用した画一的な生活管理が進められていきます。全体主義と、生命科学や心理学、精神医学といった科学研究が結合して、人びとの自由を奪い、その生活のあり方を根底から変えてしまうのではないかという懸念が、この『すばらしい新世界』という作品の背後にはありました。実際、「フォード様」という独裁的なリーダーのイメージは、人間を大量生産の対象と見るような指導者というもので、ヒトラーやスターリンを思わせるところがあります。この作品の鋭さの一端は、ようやく見え始めた全体主義の時代を予見したところにあったとも言えるでしょう。

人格なき科学が、人間性を抑圧する

その後、第二次世界大戦でファシズムが敗北し、それに続いた冷戦体制を経て、計画経済によって統制された社会主義も後退しました。「フォード様」のように崇拝される指導者に権力が集中するような社会、という悪夢は一見、遠ざかったように見えます。

ところが、自由な経済を掲げる資本主義経済が覇権を握り、民主主義が勝利したと安堵した時代に続き、その核となる「グローバル資本主義」によってこそ自由は脅かされるという認識が高まり、新たに科学技術の危うい一面が思い起こされるようになります。

すなわち、バイオテクノロジーや心理学、精神医学などの技術や研究が発展し、医療の世界に浸透するほどに、人びとの自由を奪い、人間存在の基本的な価値観を掘り崩してしまう、という懸念です。二一世紀に入るころから『すばらしい新世界』が再び注目を集めるようになった背景には、このような状況があったのです。

市場経済に多くを委ね、国家が利益の追求に力を入れる今日の新自由主義の政治では、全体主義的な独裁体制に対する懸念は前面には出てきません。むしろ、独裁者の意志のような人為とは無縁に、経済と結びついた「バイオテクノロジーの発展そのもの」が人間のあり方を変えてしまう、という事態が視野に入ってきています。そしてそのような事態が、国家という枠組みとその法の規制を超えていく——つまり、私たちにはコントロールできないという点で、バイオテクノロジーの発展と共通する——今日のグローバル資本主義と深く結びついているところに、脅威の源泉があるようです。

人間の自由が抑圧・制限されるその具体的なあり方において、独裁者の意志のもとに統制される全体主義の時代と、人格のない経済の都合に牽引されるグローバル資本主義の時代では、大きな違いがあります。しかし、高度に発展を続ける科学技術を利用し、またそれに過度に依存することによって人間性が抑圧されるという面では、連続する要素が強く感じられます。人間同士の争い、集団同士の争いが統御できなくなった状況を、科学技術によって富や幸福が増大することで解決できるかのように装うのです。人間の欲望を満たし苦悩を解決しながら、より深いレベルで人びとの生活を管理する――このようなやり方で科学技術が社会統制の手段になっていく。つまり、バイオテクノロジーや心理学、精神医学など、あらゆる科学の手法を用いて巧みに自由の拡充を期待させながら、その実、人間本来の自由が狭められていくということになりましょう。

野心、変革、意欲が称えられる世界

一方、『すばらしい新世界』に描かれた、懸念すべきその社会を支えている要素として、現在の私たちの社会のあり方とまったく違っていることが一つあります。それは「安定」が重視されているという点です。フォード世界でも野心を完全に否定したわけではない、ということにはなっていますが、しかし実際には社会のあらゆる仕組みを通じて、個性的な思考や行動が起こらないよう徹底的に管理されています。ところが、現在の私たちの世界では、むしろ資本主義の原理が、個々人の野心を刺激し、その欲望を満たすことによって社会を動かしていく方向へと進んでいる、と言うことができます。

権力を行使する側にとって、重要なのはただ安定した状況ではなく、競争による変革（イノベーション）をこそ求めていて、それに応えて進んでリスクを負うことで新たな、より大きな富を生み出す試みや企業が称賛されるのです。そして、そこに自らの成功に意欲的な科学者たちが積極的に貢献し、新たな科学技術の開発を競います。すべては、「発展がさらなる発展を生み出し続ける」という資本主義の原理に貫かれているのです。これはハクスリーの『すばらしい新世界』では描かれていなかった光景です。

文化が失われた世界では

このように科学技術と自由の抑圧が歩調を合わせているかに見えるとき、そこから脱していくためには何が頼りになるのでしょうか。この点でも『すばらしい新世界』は興味深い書物です。そこでは、シェイクスピアの作品に象徴されるような人間らしい人間のあり方が提示されています。かつて家族、宗教、倫理、芸術、歴史などとともに存在していたけれど、バイオテクノロジーの時代に失われてしまうものを、文学作品が伝えるものとして捉えています。これは一言で「文化」と言ってよいかもしれません。

「すばらしい新世界」とは文化を忘れた世界、文化が失われた世界と言えるでしょう。もちろん社会を成り立たせる言語もコミュニケーションも存在し、さまざまに共有されている価値観や行動様式はあるでしょう。楽しい娯楽もたっぷりあるようです。しかし、そこには人間性の深さや厚みを育てるような要素がありません。経験からにじみ出てくるような知恵やお互いの違いを理解したうえでの深い共感を育てる要素が見つかりません。科学技術に頼って、人間同士の交わりや経験の蓄積から得られるものを排除してしまっているのです。そのような社会の問題点は、人が生きるうえでの倫理の問題として問われるべきものである一方で、その背後には、社会や文化の変遷なども考慮に入れた、より長い射程のいわば〝文明史的〟な課題があることを理解しておく必要があります。「文化の喪失」は、決して全体主義によってのみもたらされるものではなく、それとは異なるやり方でももたらされます。

本来、科学は文化的な要素と対立するものではありません。この物語において、真の科学とは、歴史や宗教などと並び、〝真実を追求する文化〟を表すものと見なされています。人間の真実を追求し表現するのがシェイクスピアの作品であり、ジョンのセリフを通してその在りようが語られているのです。

そこでは、「人間の苦しみや悲しみは、本来克服しえないものである。しかしそれは同時に、人間の生にとって大きな価値を生み出すものでもある」と捉えられているのです。だから、苦しみや軋轢《あつれき》、葛藤をなくすこと自体が目標になってしまった社会の異様さが浮かび上がってくるのです。そしてそれは、現代の先進的な医療やバイオテクノロジーのあり方に潜む問題をも鋭く予見するものではないでしょうか。

文化の差異と、基盤となるもの

もちろん、「ではどうすればよいのか」という答えをこの作品が示しているわけではありません。今、私たちに求められているのは、そこに潜在する知恵を手がかりに、現代の先進的な医療やバイオテクノロジーのあり方を見直すこと、またそれが拡大するなかで変化していく社会のあり方を見直すことです。まずは、科学と社会の関わりのあり方の歴史的な変化と、現在のあり方の特徴をよく理解し、何が懸念されるかを見定めていく必要があります。そして、懸念されているような事態を避けるにはどうすればよいのか、この問題を考え、議論するための基盤となる論理はどんなものかを明らかにしていかなければなりません。

発展し続けるバイオテクノロジーに関わるところで人間性への脅威が認識されており、それに対する倫理的な視点からの応答が求められているのではないでしょうか。その一つのあり方として、『すばらしい新世界』ではキリスト教とシェイクスピア――つまり西洋文明の基盤にある思想や精神性によって応答しようとしたのです。

しかし、現代にあっては、それぞれの文化の違いということを考慮に入れながら、人類の倫理性の共通の基盤となるものを見出していく必要があるでしょう。差異をなくして共通の規範だけを残すというのではなく、文化の違いを大切にし、ときにはどうしても一致できないこともある、ということを前提としながら、なお歯止めとなる倫理的な考え方を示していく――そのような道を探していかなければならないでしょう。

第5章

「いのちは授かりもの」の意味

マイケル・サンデルが問いかける

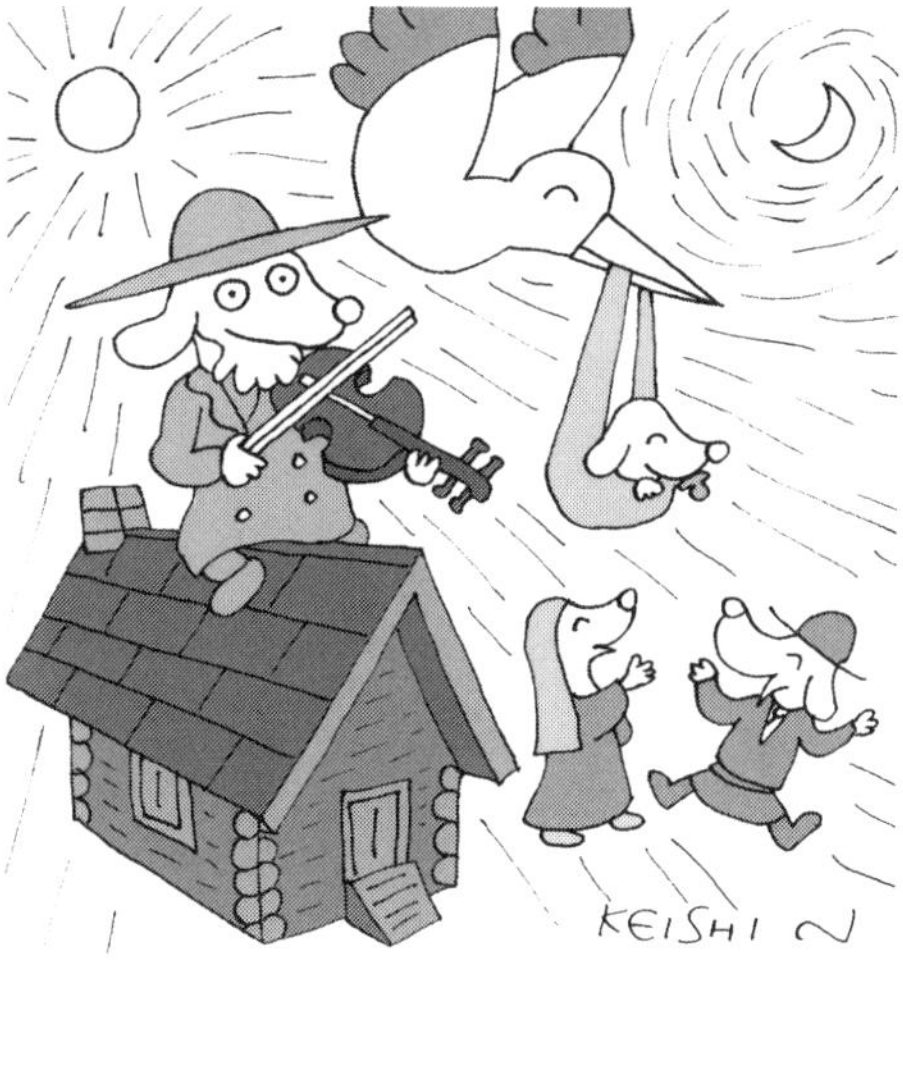

過剰な医療を押しとどめる理由

オルダス・ハクスリーの『すばらしい新世界』が世に出てから七〇年後、アメリカのブッシュ大統領が主導した大統領生命倫理評議会は、〝エンハンスメント〟につながる医療・研究の是非を討議し、その報告書『治療を超えて』を公表しました。『すばらしい新世界』が発表された時代にエンハンスメントという概念はありませんでしたが、この作品は、バイオテクノロジーや医療が人間性を窒息させる役割を担ってしまうような社会のあり方をいち早く問うものでした。科学や医療が、直接的に人間性を奪うような方向を目指しているわけではありません。しかし、現代の医療やバイオテクノロジーが治療という枠を超えてエンハンスメントへと進んでいくと、『すばらしい新世界』で危惧されていたような人間性の剥奪《はくだつ》が起こってしまうのではないか、ということが懸念されます。

実際に、その評議会の座長を務めたレオン・カスは、『すばらしい新世界』で描かれるような科学技術の危うさが現実のものになっているのではないか、と警鐘を鳴らしています。

ハクスリーが舞台にしたのは、今から七〇〇年後の人間社会である。遺伝子操作、精神賦活《ふかつ》薬、睡眠時教育、ハイテクノロジーの娯楽によって生み出された、申し分のない博愛主義に穏やかに支配された暮らしだ。ついに人類は、病気、攻撃性、戦争、不安、苦悩、罪悪感、嫉妬、悲嘆を取り除くことに成功したのだ。しかしこの勝利は、均質化、凡庸、意味のない仕事、薄っぺらな愛着、品のない嗜好、偽の満足、愛や憧れをもたない魂という高い代償を支払うことになる。(『生命操作は人を幸せにするのか──蝕まれる人間の未来』八頁)。

では、エンハンスメントのどこが問題なのでしょうか。私たちは、医療の効用・恩恵を認めつつも、果たしてそれに過度に依存してしまってよいのだろうか、という懸念もどこか感じていると思います。しかし、改めて「過剰な医療はなぜよくないのか」という問いを考えてみると、なかなか明確な答えを見つけることはできません。レオン・カスはこの問題に一つの方向性を与え、アメリカの科学技術政策やそれを方向づける倫理的・公共哲学的討議の基礎を固めたいと考えたのです。

その討議のまとめである『治療を超えて』のなかにも、『すばらしい新世界』への言及があります。しかし、この本が示す答えは『すばらしい新世界』が示しているほどクリアなものではありません。第一章でも見たように、エンハンスメントとはある特定の現象を指すものではなく、人間改造につながる多種多様な事柄を一つにまとめた概念なので、単純に一つの論理で解決できるようなものではないからです。とはいえ、共通な要素も多い類似の事柄から見えてくる重要な論点がどこにあるのかを明らかにし、個々のケースと照らし合わせて考えることで、全体の見通しもよくなってくるでしょう。

『治療を超えて』ではまず、「安全性」の問題があげられます。バイオテクノロジーの成果を用いて人体改造につながるようなことを行う場合、それは確かに安全であると言えるのでしょうか。たとえば、遺伝子を人為的に操作するような治療を拡げていったとき、それを行った人の将来にどんなことが起こりうるのか、さらにその人に続く世代の人たちに何か問題となるような事態は起きないのでしょうか。見通せない悪影響（副作用）があとになって出てくる可能性はないのでしょうか。

続いては「公正さ」の問題です。ある種のエンハンスメントを用いた人は、それを用いない人に比べて有利な条件をもつことになります。たとえば、何らかのバイオテクノロジーに基づく力を借りて筋力や運動能力などの増強につながるような措置を受けた人が、スポーツ競技などにおいて優位な結果を収めるチャンスは大いに増すでしょう。しかし、そのようなサポートを得るには多額の費用がかかるはずですね。人生というゲームにおいて、与えられる条件にスタートの段階から格差があることは社会的公正を大きく損ないます。経済的な格差だけでもさまざまな問題点が生じているうえに、そこに〝人間改造〟によって(脳を含めた)身体能力の差異という要因が加わると、格差はさらにはなはだしく広がります。もともと恵まれたものばかりがますます力を得ていくような社会の仕組みがさらに助長され、より一層差別を強めることになりかねません。

自由と主体性を傷つける

『治療を超えて』ではさらに、「傲慢《ごうまん》と謙譲――〝恵み〟の尊重」という論点も提示されています。これは、「人間は不遜《ふそん》にも人間本来の能力を超えたことをできると思い込み、そこに手を出してしまったために、〝恵み〟としてこそ得られるものを失うことになるのではないか」ということで、「人が神を演ずる(playing God)」という言葉で表現されることもあります。すなわち「神が定めたものや自然が悠久の時間をかけて生み出したもの、あるいはどんな理由であれ勝手に触れるべきでないものを、今現在の人間の都合で変えてしまおうとする尊大な思い上がり」ということです。これは、レオン・カス座長の評議会のメンバーの一人、マイケル・サンデルの主張を言い換えたもののようです。

こうしていくつかの論点が示されたあとで、評議会の核心とも言える論点、つまり座長であるレオン・カスがもっとも重視する、「個人の自由な主体性を傷つける」という論点が取り上げられます。


人間の経験がバイオテクノロジーの支配下に置かれるならば、人間の経験は次第にわけの分からない力や手段によって媒介されるようになり、人間の活動もひどく変わってしまい、それが元来持っていた人間的な意義からは切り離されることになってしまう。知る主体とその活動との関係、知る主体の活動と目的を達成する喜びとの関係は引き裂かれてしまう。

この関係は、人間的な成果をもたらす上での人間的な努力の重要性を適切に捉えたものである。苦難にもたじろがぬ人格の立派さを示すことよりも、むしろ自分の行為を自分の意志、知、自分という魂から自覚的にあふれ出させ、そして自己がそのように振る舞っていることを自覚している、鋭敏な主体を明確に示すことの方が大切なのである。(『治療を超えて』三五四頁)

『すばらしい新世界』が予見する不穏な未来の特徴と、大いに重なり合っていますね。自分で選び、自分の力で行ってこそ「私という人間の自由な行為」である。ところがバイオテクノロジー的な手段に依存する度合いが高くなると、「私という人間の自由な行為」という性格を失い、「人間活動の尊厳」が損なわれてしまう、というのです。

自分が何者かわからなくなる

『治療を超えて』では、続いて「アイデンティティと個人」という項目を立て、ここまでに見てきたようなポイントとやや異なる角度からの論点が示されます。

能力が向上し、より強く、より幸福になるかもしれないが、しかし、どのような筋道でそうなったのか当人には分からない。当人はもはや自己改造の主体ではなく、改造力のお客さんである。事実、ある成果が何らかの外的介入の結果として生じたものである限り、その成果は、それが自分のものだと称している主体から切り離すことができる。個人が主体とならずに得られた「個人的な成果」は、本当はその人物の成果とは言えないのである。計算するのに計算機が使えるという事実が、当人を計算の達人にしてくれることはない。脳に埋め込まれたコンピュータ・チップが物理学の教科書をダウンロードできるようになったら、それで当人は物理学の鉄人ということになるのだろうか?（同、三五六頁）

つまり、これまで、自ら選び自らの力で行うことによって「これは自分がしたことだ」と意識してきたことの基盤が掘り崩されてしまう。「自分自身が何者であるのか」ということにも確信がもてなくなってきてしまう、という問題です。

バイオテクノロジーに依拠した手段を用いることで、これまでにはできなかった以上の何かが確実に得られる。望んでいたものが得られたのですから、その結果自体はまず喜ばしいものに感じられるかもしれない。しかし、そのために何らかの対価を払って、よそから借りてきたり、買い取ってきた力で成されたものだとすると、その結果に心からの誇りをもつことができなくなっていくのではないか。あるいは、もともとはよそから得られたものである力を、本来の自己の力であると過大評価してしまい、真実の自分自身というものから離れていってしまうのではないか――そのように論じられています。

これもまた、ハクスリーの念頭にあった懸念を引き継ぐものだと言えるでしょう。もともとは人が利用する側であったはずのバイオテクノロジーによって逆に人間が操作されてしまい、個々人の自由と主体性が失われてしまうわけです。ただ『すばらしい新世界』では、それが独裁者による組織的統制が貫徹していることで起こっているのに対して、『治療を超えて』で想定されているのは、個々人が自由競争の原理（これは資本主義的な市場経済の原理でもあります）、すなわち〝自らの自由な意思〟にそって行動している（つもりでいる）にもかかわらず、本来手段であったはずのバイオテクノロジーがもつ力が大きくなって、結果として自由が失われてしまう、ということです。

「子どもを選ぶ」ときに失われるもの

『治療を超えて』が提示する以上のような論点は、いずれも確かに重要な問題のありかを示しています。しかし、そうではない、異なる論点こそが本当は重要なのだ、と論じた人物がレオン・カスの評議会のなかにいました。それが、先ほど名前をあげたマイケル・サンデル、日本でも「ハーバード白熱教室」で有名な政治哲学者です。

治療を超えた医療・エンハンスメントについて、大統領生命倫理評議会は「個人の自由と主体性を失わせる」ことが問題だと一つの結論を示しました。しかしサンデルは、エンハンスメントによって「人間が自由であるための前提となる人間のあり方が掘り崩されてしまう」ことが真の問題なのだ、と論じます。「人間が自由であるための前提となる人間のあり方」とは、いったい何でしょうか。それは、「人間の力ではなしえないことがある」という人間にとっての限界の自覚をもつことであり、それと不可分な「いのちの恵み」を感じ取り、「恵まれるもの」としていのちを理解することです。このような感じ方、考え方が見失われる、という点こそがエンハンスメントの根本的な問題なのだ、とサンデルは論を展開します。これは、『治療を超えて』の結論のように「個々人の自由や主体性が制限されている」と感じてしまうのは、「人間の力ではなしえないことがある」といういのちのあり方の根本を見失い、さまざまなことをなしえるようになったことによって「自由は拡大されたのだ」という〝錯覚〟を起こしてしまうからだ、というふうに言い換えることもできるでしょう。

彼はこの問題を、「親が自分の思うように子どもを選び、変えていく」という事例を通して説明します。第二章で見た「出生前診断」が広がっていくことは、社会に「おなかの中にいる子どもが障害をもっているとわかったら、生まないと判断するのが賢明な親の選択だ」という考えを引き起こすのではないか。さらに、いずれゲノムを解析して把握することが一般に普及したら、親の望み通りの遺伝的素質をもった（そのようにデザインされた）子どもを生みたいと考える、いや、そうせざるをえないと考えるようになるのではないか。しかし、果たしてそれは本当にこれまで以上に自由になった、またより幸せになったと言えるのだろうか。親が子どもの特徴をよりよいものにしようとして、生まれる前から選び、決定しようとする。このとき、そこでは何か大事なものが失われているのではないか。それは一体何なのだろうか――サンデルはそのように問いを立てます。

「いのちは授かりもの」の意味

古来、人間は「親は、自分の子どもの性格や身体的な特徴を選ぶことはできない」ということを当然のこととして受け入れてきました。それはよくわからない仕組みになっていて、授かり、恵まれたものである。だから自分で選べるものではない、そう考えてきたのだと思います。

実際、「男の子がほしい」と熱望していても女の子が生まれたとか、「背の高い、八頭身の子どもを」と思っていたら、どちらかというとずんぐりむっくりした子だったとか、「聡明で、出世する子を」と願ったけれどもそうはならず、でも気立てがよくやさしい性格の子を授かった——そのようなケースは数限りなくあったわけです。なかには短命であるとか、病気や障害をもって生まれてくるということもあれば、長じてから親子で対立したり不幸な人生をたどる、ということもあったでしょう。

このように、子を授かるとはまさに「思い通りにならないこと」だったのです。では、そのことを親は、「こんなはずではなかった」とひたすら嘆くものでしょうか。また、生まれてきた子どもがしゃべり始める、立って歩けるようになるなど、「こうあってほしい」という特徴が現れたとき、親は大いに喜び、安心するところがあると思います。では、そのような期待した特徴が失われているとわかったとき、その子に対する愛はなくなるものでしょうか。そうではなく、その子を深く気づかい、その子をありのままに受け入れ、何とかその子なりに幸せを得てほしいと願うでしょう。そして、その子自身が生まれもってきた特徴を含めて、その子そのものへの愛をより深めていくのではないでしょうか。

「いのちとは授かりものである」という言葉が指し示そうとしているのは、このような生き方、考え方です。サンデルはその著書 *The Case Against Perfection*（邦訳書名は『完全な人間を目指さなくてもよい理由』）のなかで〝giftedness of life〟という言葉を使っています。邦訳書での「被贈与性」という訳は、この言葉が含む多様な側面を意識させてくれるものだと思いますが、これを「授かりもの」とか「恵み」という言葉で捉えると、より日本語を使う人の生活感覚に即した理解ができるのではないでしょうか。

「神様の恵み」「神様のおかげ」などという言い方から感じられるように、「恵み」とか「おかげ」という言葉は、明るく楽観的なものとして、神や自然の恩恵を表現するものと理解できるかもしれません。一方、「授かりもの」という言葉は、まさに今あげた「いのちとは授かりもの」という使い方で、「幸せ／不幸」というような表面的な価値観や感覚を超えた次元で、「神から与えられた尊いものを受けとめる」ものだと言えるでしょう。そこにはやや厳粛な、ある種の無常観や諦観《ていかん》のようなニュアンスも含まれているかと思いますが、「恵み」や「おかげ」という言葉についても、同様にそんな側面があるものと捉え直してみると、より深い理解にたどり着くことができるのではないかと思います。

この「授かりもの」という感覚のなかに、人類がこれまで大切にしてきた知恵が存在しているのではないか、とサンデルは言います。それは「思い通りにならないようなことをも喜んで受け入れる」という、人が生きていくための知恵です。生きているということは、人の思い通りにはならない物事と日々ともにあること。だから、苦しい、つらい、悲しいと感じることも多々あるでしょう。しかし、それゆえにまた豊かさが、愛が、喜びがあり、そこに生きる意味の大きな源があるのではないでしょうか。奇《く》しくもこれは、『すばらしい新世界』において、主人公ジョンが魂を込めて訴えかけたことでした。

「予期せざるもの」を受け入れ、ともに生きる

また、サンデルは「予期せざるものを受け入れる姿勢（openness to the unbidden）」ということの意義も説きます。これはウィリアム・メイ（一九二八－二〇一四）という現代のプロテスタントの神学者が、主に親子関係を念頭において組み立てた用語ですが、「子どもを授かり育てる」ということに関わる言葉としてすぐに理解できますね。新しいいのちを受け入れることができなければ、家族、そして社会という人類の共同生活は成り立ちません。また、子どもは親の思うようになるわけではない――そう受け入れる経験は、人が子どもを育てるときに避けがたいものであり、それを通して親自身も成熟していきます。

そして、これは子をもつ親に限られることではありません。人は人とともに生きるとき、思うようにならないことをたくさん抱えながらも、それをお互いに認め合い、むしろそこに恵みを感じながら生きていきます。親子に限らず、多様な関係を包含する家族とは、そのような経験の典型的な場であり、偉大な学びの場だと言えるでしょう。

ただ、常に家族が理想的な場になりうるかというと、必ずしもそうではありません。家族という集団が、そこに属する個人を抑圧するものとして働いてしまうことは、これまで何度も経験されてきました。とくに現代社会では、家族が社会から孤立して閉鎖的な場となり、子どもや女性といったより弱い立場に置かれた人たちに対する暴力の場となってしまうことも少なくありません。

しかし、「予期せざるものを受け入れる姿勢」は、家族のなかに限らず、それ以外の場でも養われます。地域社会や職場、さまざまな仲間や団体など、私たちが生きていくなかには多様な〝開かれたつながり〟があり、そうした人びとの集いでは、「予期せざるものを受け入れる姿勢」が尊ばれていることも多く存在しています。

そして、その一つとして〝宗教〟が形づくる共同性にも大いなる可能性があると、長くその実態を研究してきた経験から、私は考えています。これまでの歴史のなかで、数々の開かれた宗教集団というものが、「予期せざるものを受け入れる姿勢」を大切なものとして共同体に教え、育てる機能を担ってきました。日々の糧《かて》を恵みとして受け取りなさい。今日の食事をもったいないものと思い手を合わせ、感謝の気持ちとともにいただきましょう。人は自分の力で生きているわけではなく、生かされている――こういったことを、宗教は人びとに説いてきたわけです。

これは組織化された宗教に限られた考え方ではなく、聖典も聖職者もない民俗宗教のなかでも尊ばれてきた事柄でしょう。人類が長い経験のなかで学び取り、世代を超えて伝え、培《つちか》ってきたことです。組織化された宗教はそれを教祖や宗祖や聖人などの「教え」として定式化し、尊んできました。

何に対して手を合わせる？

たとえば日本では、食事をするときに「いただきます」と言い、食べ終えたときには「ごちそうさま」と言いますね。このときに「手を合わせなさい」という親もいるでしょう。これは何に対して感謝の言葉を述べ、手を合わせているのでしょうか。一つには、目の前にあるごはんや野菜をつくってくれたり、魚をとってくれた人たちへの御礼があります。また米や魚そのものへの感謝、それらを養ってくれた太陽や水や土や空気（仏教語でいう「地水火風」）を含めた大自然への感謝もあるでしょう。さらに、このような自然からの恵みをこれまで養い受け継いできてくれた先人たち、先祖や過去の人たちに対する感謝も含まれているでしょう。

それらは自分だけのための恵みではないと受けとめられることも多いですが、まさに自分にとって〝恵まれたもの〟と強く意識されることもあるでしょう。おてんとうさまの「恵み」や「おかげ」などとも言いますし、自分のいのちがこのように恵まれてこそあることに、「ありがたい」「もったいない」という感覚をもつこともあります。

「食」を題材に話を進めてきましたが、もちろんこうしたものの受けとめ方は、食に対してだけではなく、私たちの生活のあらゆる事柄に広がっています。衣食住すべてが、目に見えない〝恵み〟があってこそ成り立っていると感じられます。また、家族や友人といった身近な人、さらにそれを超えた社会の多くの人びととともにあることを、直接・間接に「お世話になる」ことと受けとめてきたのです。そのように、自分があらゆるものから多くのものをいただいて生きているという感じ方・考え方が、親や先祖を通して、また、先人たちを通して受け継がれてきました。そういうことを感じられるのが社会性の根本であり、人といのちを分かち合っていく姿勢を身につけるために欠かせないことであり、かつその人自身幸せに生きることの基《もと》にもなるのでしょう。このようにして感謝や謙虚さの意義が伝えられ、受け継がれてきているのです。

失われる謙虚さ、膨らむ責任

「選べないもの、思うようにならないもの」を受け入れる開かれた姿勢、そこにいのちの働きを理解する重要な鍵があるのではないか――これがサンデルの立場です。人間の意図に沿ってすべてを選び、変えていこうとするならば、この姿勢から遠ざかっていくことになり、「思うようにならないからこそ深く理解されるいのちの尊さ」を理解する力とともに、人間がもつ三つの徳、あるいは価値観が困難に見舞われるだろう、とサンデルは述べています。

一つ目は「謙虚」。自分の力で何かを成しうる、という意識は生きていくうえでとても大事なことです。ただ一方で、その人の努力の多寡《たか》にかかわらず、人には自分の力だけではどうにもできないこともあり、だからこそ今、与えられているものをありがたく受けとめることができる、という意識も大切です。もし、自力でできる、ということばかりに価値を置いてしまうと、自分自身の欠点・限界・弱さというものを引き受けつつ、身の回りの自然や他者を通して得られる恵みが感じ取れなくなってしまいます。自己への過信のために、自然や他者から受け取ったり、ともに力を合わせていく姿勢、すなわち謙虚さが弱ってしまいます。「生きていることの喜び」も自己中心的なものになってしまうでしょう。

二つ目は「責任」という観点です。すでに見たように、サンデルも参加していた大統領生命倫理評議会では、エンハンスメントの問題点について、「個人の主体性を失わせる」、つまり自分の力で何事かを成し遂げるための力が失われる、というところに力点を置きました。ところが、サンデルはむしろ、「個人が負わされる責任が大きくなりすぎる」ことが問題ではないかと述べます。以前であれば、運命や偶然など「人間の手ではコントロールできないもの」と考えられてきたことまでも意図的にコントロールできるような社会になると、好ましい結果が得られなかった場合の責任は、すべてその「個人」に負わされることになります。

病気にかかるということは、かつては「人知ではどうにもならない、よくわからないことだから仕方ない」と考えられてきた側面があり、また「だから、みんなで助けてあげなければ」というふうに理解されてきたのだと思います。ところが、これが「自分が

（あるいは、子どもに対してはその親が）取るべき十分な対策を怠《おこた》ったから病気になったのだ」ということになると、個人に負わされる責任の範囲が拡大していき、やがて個人では担いきれなくなるほど肥大化します。それに加えて、何か望ましくないことが訪れる度に、「自分が判断を誤ったためではないか」という悔恨の念に苦しめられるようになるでしょう。本来、そんなことはありえないはずなのにもかかわらず。

「互いにつながる意識」の喪失

そして三つ目の価値観は「連帯」です。人生の幸や不幸、病気や障害の有無、寿命などが、その人が自ら選び取ったもの、つまり自業自得であるということになれば、苦境にある他者を助けよう、ともに助け合っていこうという動機は当然小さくなります。

しかし実際は、家族関係や社会的立場、その他さまざまな要因によってたまたまそのように定められたために違いが生まれるのであって、必ずしも個人の努力によって好条件を得たり、努力が足りないために不利な境遇に陥るわけではありません。だからこそ人びとは、弱い立場にある人をかばい、「人助け」に重きを置き、困ったときには助け合うことに生きがいを感じてきました。また、中世以来の「講」、あるいは現在の保険の仕組みのような、苦境にある人をみんなで支える、相互扶助的な関係を築いてきたのです。

今日の社会では、そのような個々の違いを「個人の責任」に回収させようとする傾向が次第に強まってきているようです。たとえば貧困という問題をとってみると、「その人が努力しなかったから貧困に陥っている。ならば助ける必要はない」というように。昨今、「自己責任」という言葉がこれほど頻繁に使われるのもその一面と言えるでしょう。そうして、生まれながらの身体的条件や環境までも、その人自身（や親）が自分で選んだもの、ということになってくると、他者の苦しみや悩みに共感してお互いに助けようとする、という動機はどんどん小さくなっていってしまうのではないでしょうか。

謙虚、責任、連帯。この三つの倫理性の根本には、人間の自らの「限界」に対する意識というものが大きく関わっています。バイオテクノロジーを用いて人為的に〝生〟を拡大していくような医療のあり方は、そうした限界への自覚を見失わせてしまうのではないでしょうか。

二つの「愛のあり方」

さらにサンデルは、とくに親にとっての「愛のあり方」という観点からも、「授かりものとしてのいのち」について論じています。

先に述べたように、子どもが思いもよらない状況で生まれてきたとしても、親はそのことゆえに愛情を注がないということはなく、やがて深い愛情をもって受けとめるでしょう。これはいわば「受け入れる愛」であり、ここには「子どもの存在は無条件に〝恵み〟である」という感じ方があるわけです。

しかし、親の子に対する愛情は、このようにただ無条件に受け入れるものだけではありません。もう一方に、子どもが人生を順調に進んでいけるように、積極的によりよい方向に導いてあげたい、という形の愛情——いわば「変えていく愛」もまた存在します。

愛を二つの側面に分けて捉えるこの考え方は、先ほど名前をあげた神学者のウィリアム・メイが論じたもので、親子関係を念頭に「いのちの恵み」を尊ぶ意義を考えるとき、「いのちの恵み」を尊ぶことは「受け入れる」ことだけではない、「変えていく」ことも同様に大切なことだ、というのです。

今日の社会では、親は子どもの才能を少しでも伸ばしてあげたいと考え、子どもの教育や鍛錬に力を入れます。学業成績を伸ばすことに秀でた学校を選び、入学試験のために多大な努力を費やし、学校に入れば今度は塾に通わせて少しでも成績を上げられるように手を尽くす。あるいは、音楽やスポーツなどの能力を伸ばすことに懸命になる親も少なくありません。これは「変えていく愛」の横溢《おういつ》ですが、その延長線上に、バイオテクノロジーが開く新たな手段によって子どもを選び、その子を親の望む方向に変えていく未来も見えてくるのではないでしょうか。また、これは個々人の卓越性を尊ぶことであり、「より完全なもの」へと向かおうとする、つまり個人の自由と主体性を拡充する方向で愛を注いでいることになります。

順調に成績を伸ばして社会的に成功する、芸術やスポーツなどにおいて才能を発揮し脚光を浴びる——注がれた「変えていく愛」によって、自由と主体性を伸ばすことができる子どもも多く存在します。しかし、このような愛がかえって重荷になる場合も、また確かにあるのです。親の強すぎる求めに押しつぶされてしまう。「親の期待に沿えなかった」という挫折感を、子どものころからずっと背負ってしまう。また「こうあってほしい」という要求が多い親から早く離れたい、と焦り苦しむ——そんな子どもたちが少なからず存在するのです。これは「変えていく愛」の過剰であり、「自由と主体性を伸ばす」という熱望にとりつかれた病理ともなります。サンデルはこうしたあり方を「ハイパーエイジェンシー（過剰主体性）」という言葉で表しています。『すばらしい新世界』でハクスリーが警鐘を鳴らした全体主義的な統制の代わりに、現代においては自由競争と業績主義のもとで、「変えていく愛」の過剰が、いのちの窒息をもたらしていると捉えるのです。

受け入れる愛と変えていく愛、この二つは決して一方がもう一方を排除するものではなく、どちらも欠かせない重要な態度であり、だからこそ両者のバランスをいかにとるかが肝要です。しかし、エンハンスメントのようなあり方に熱中し、増進的な医療を推し進める現代の社会のあり方は、変えていこうとする愛の側面に偏っているのではないでしょうか。親の思った方向に導いていく愛に過度に重きを置いているため、いのちの恵みをありのままに受け入れる愛が弱くなっている。エンハンスメントは、そうした社会のあり方にさらに拍車をかけていくだろう——サンデルはそう説いています。

「いのちの倫理」を語るために

人間の限界を自覚し、ありのままに受け入れる。こうした倫理観は伝統的な宗教の教えとなじみが深く、宗教的な信仰心をもっている人にとってはごく自然に受け入れやすいものだと思います。この点についてサンデルは、キリスト教やユダヤ教やイスラームのような一神教を念頭においてその傾向は認めつつ、それは必ずしも宗教的信仰に限定されるものではなく、世俗的な人にとっても納得して受け入れられる言葉で説明できる、と述べています。謙虚・責任・連帯という三つの価値観は、「社会を成り立たせていく」という次元、すなわち人間の社会性に関わる倫理の問題として、十分に論理的に提示することができる、というわけです。

「授かりもののいのちを、ありのままに尊ぶ」という価値観は、確かにサンデルの言うように、信仰の有無にかかわらず、誰にとっても共感・共有できるようなものでしょう。ただ、「人のいのち」というものを考えるとき、そこには論理的に示しうる社会倫理とは異なる要素、多くの人が直感的に「ここを踏み越えてはいけない」と感じるような、何か合理的な理由を超えた、容易には語りえない構成体としての性格があるのではないでしょうか。それを改めて人の生き方とか価値観として、あるまとまった形で取り出そうとすると、自ずと宗教的な言葉を用いて表現せざるをえないことが多い――こう考えることができます。

いのちという言葉を、漢字の「生命」で表すとき、それは科学的に観察されうる対象としての、他者や外部から切り離された個別のいのち、という意味が含まれがちです。一方、ひらがなで「いのち」というとき、そこにはひとりひとりの人間のいのちであるという意味と同時に、お互いのいのちがつながり合っている、連帯・共同性のなかにある、ということが含意されていると思います。さらにそれは自然のいのちとも密接につながっており、人のいのちとは、そのような自然全体を含む大きないのちの働きとともにある、というニュアンスや意識が込められていることが多いのです。つまり、いのちとは、生物学的な意味での「生命」であることと同時に、人間全体のいのちのつながりであり、さらにそれをも超えた、何か超越的なものとして感じられるものなのです。

ただ、今述べたような「いのち」についての理解や観念は、日本の伝統的な宗教や文化に則したものであり、東アジアの宗教や文化というところまでは共有できそうな気もしますが、サンデルが前提としている一神教の世界観や人間観とは、どう関わることができるでしょうか。

論理性、合理性を超えた次元で考える

このように「いのち」というものに向き合うとき、宗教や文化といった、ある意味で「論理を超えたもの」と関係づけないことには、なかなか理解しがたいものになるのは確かなことでしょう。しかし、それは同時に、宗教や文化の多様性という問題をも思い起こさせます。明確に取り出せる論理的なものならば、宗教や文化を超えて共有することもできるでしょうが、それぞれの宗教や文化が尊んできた生き方の在りようは、それぞれ異なる形をもたざるをえないからです。

ここでは必ずしも「宗教」という言葉を使わなくてもよいのかもしれません。西欧のキリスト教的な文化であれば、唯一の神を信じるか、そうでないのかできっぱりと分かれるけれど、「いのち」ということを考える場合、そうはっきりと線は引けないものと感じられていると思います。

「いのちの恵みとともにある」といったことを考えるとき、これはむしろエコロジー的な考え方、アニミズムや汎神論《はんしんろん》といった、物質的で合理的な世界を超えた考え方に近づいていく側面があるのではないでしょうか。「授かりものとしてのいのち」の意味を考

えるとき、サンデルのように社会倫理的な論理からアプローチするとともに、このような超越的な感覚や思考のあり方としても問い直していく必要があるのではないか、と私は考えています。

そうであればこそ、「いのちの倫理」を問うとき、宗教や文化の多様なあり方を考慮に入れて考えていかざるをえないのです。ここからの残る二章では、そこに踏み込んで考えを進めていきたいと思います。

第6章

小さないのちの捉え方

「中絶」といのちの始まりの倫理

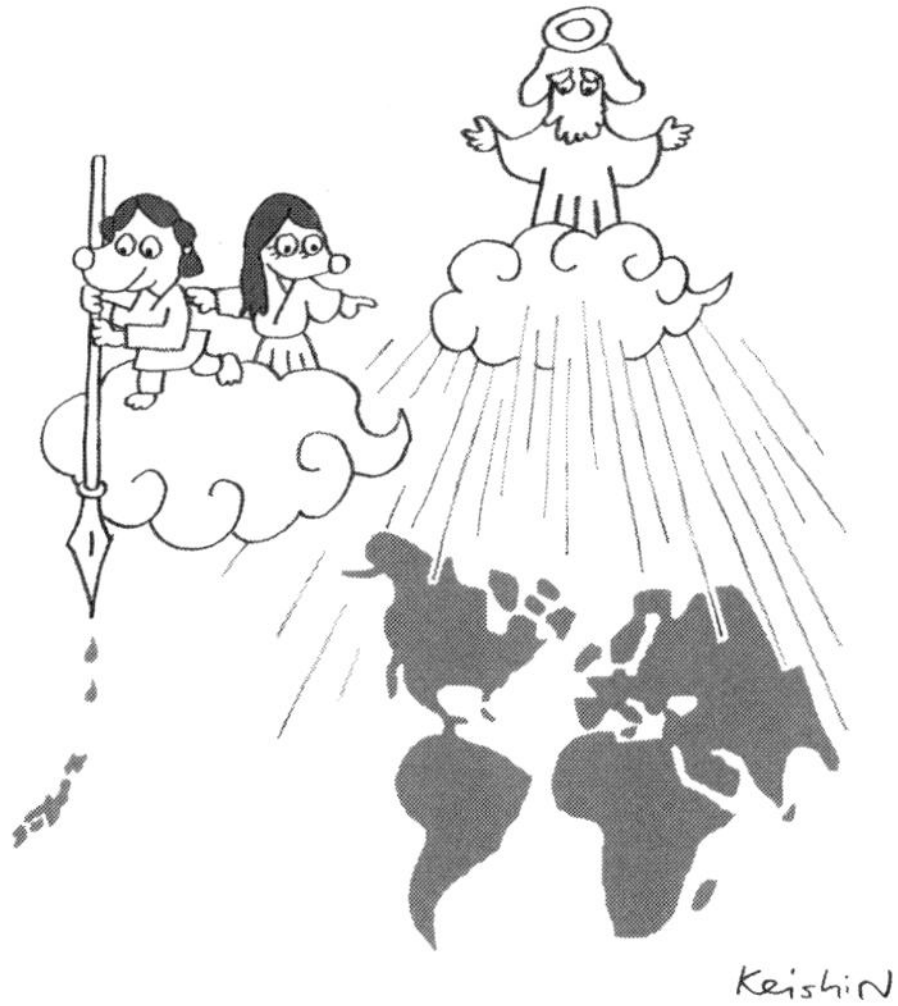

欧米的な〝いのち〟観の枠組み

二一世紀に入って、日本の科学者がノーベル賞を受賞する機会が増えました。生命科学や医学の分野でもノーベル賞を受賞する日本人が出てきたことはたいへんうれしいことです。ただ、それは同時に、生命科学の発展やそれを用いた医療をめぐる倫理や価値観の次元でも、日本人の責任が高まっている、ということを意味するのではないでしょうか。日本で宗教や哲学を学ぶ私のような者も、生命科学やバイオテクノロジーをめぐる倫理や価値観について、自分なりの視点を提示する必要に迫られています。

バイオテクノロジーに関わる生命倫理や価値観をめぐる議論においては、その根幹に、欧米の宗教や文化に由来する前提がとても濃密に含まれていることに気づかされることが少なくありません。「人間の尊厳」とか「尊いいのち」ということを考えるときに、キリスト教文化や古代ギリシア以来の西洋哲学の考え方・倫理観・死生観などの枠組みががっちりと存在していて、その枠を超えた議論がなかなかされにくいのです。とくに、「始まりの段階のいのち」を利用することの是非という問題は、それが強く意識される領域です。

「いのちの萌芽」を壊すこと

第三章で詳しく見たように、現在、再生医療研究の世界ではｉＰＳ細胞に対する注目・期待が非常に高まっていますが、まだ新しい技術であること、また人工的に細胞を〝初期化〟したものであることなどから、がん化のリスクをはじめとして不確かな要素があるのも事実です。そのため、ｉＰＳ細胞だけではなく、先行して研究され、また自然に生み出された生殖細胞に由来するＥＳ細胞についても、その研究と利用の可能性が今なお追求されている、というのが最先端の状況です。

これまでにも見てきたように、ＥＳ細胞の研究・利用については、当初からある重大な倫理的課題が問われてきました。「いのちの萌芽を壊す」ことの是非という問題です。私の意見としては、第三章でも論じたように、いのちの萌芽を壊すことの是非とともに、「そこから何ができてしまうのか」という問題も重視すべきだと考えています。しかし、従来、ＥＳ細胞の研究・利用に対して慎重な立場から広くなされてきた批判は、「受精卵＝胚を壊す」ことがよくない、というところに焦点が置かれてきました。ＥＳ細胞は初期の胚、つまりそのまま成長すれば人間になりうる「いのちの萌芽」を壊して、その内部にある細胞を取り出すことでつくられます。もしそれが人間となりゆく存在のいのちを奪うことであるのならば、果たしてそれは許されることなのか――この問いは、ES細胞の問題を考える際に誰もが向き合わざるをえないものであり、今なお意見が大きく分かれる、重い倫理的問題であるのは間違いありません。

そしてそこには、欧米社会ではるかに長く議論されてきた人工妊娠中絶（中絶、堕胎《だたい》）の是非という問題、およびそれを方向づける文化的背景が深く関わっているのです。

キリスト教と「いのちの始まり」

キリスト教の文化圏では、「初期のいのちを壊す（殺す）」ことにあたる中絶は、倫理的に許されないこととして厳しく禁じられるようになりました。一九世紀には、そうした姿勢が広くゆきわたってきたとされていますが、地域によって差はあったものの、それ以前はある程度許容されていたとも考えられています。その後、多くの先進国が中絶を法的に制限するようになったのは、近代化が進むにつれて、キリスト教会の掲げる倫理観が、広く人びとの間に浸透したことも影響していたのでしょう。

しかし他方で、人口問題と産児制限の必要性も意識されていました。そして、二〇世紀も後半になると、人口が増加するほど貧困や失業などの問題が増え、社会不安を増大させるという政治経済的観点からの人口問題が強く意識されるようになります。また、リプロダクティブ・ライツ（性と生殖に関する権利）や、広く女性の人権への意識の広がりなどを背景に中絶の許容を求める声も高まってきて、先進諸国でも中絶が許容されるようになってきます。ピル（経口避妊薬）のような新しい避妊の手段が開発されたことも、こうした状況を後押しするものでした。そして「個々人の自由な生き方を認めるとともに、社会全体の福祉水準を上げるために、人口増加を抑制しなくてはならない」という考え方から、不妊手術、断種、避妊、ひいては中絶などで妊娠と出産を抑制する「産児制限」が広く行われるようにもなってきたのです。

このような事態に、プロテスタントの福音派や忠実なカトリック信徒など、キリスト教の保守的な組織や信仰者たちは、中絶を認めることによって、（女性こそが守るべきとされる家族の秩序や、性的な欲望の自己抑制も含めた）伝統的なキリスト教倫理の根本が揺るがされてしまう、として激しく反対するようになります。それはやがて、政治運動や社会運動にまで発展していきます。「生まれてくる小さないのちを守れ」という生命尊重派（プロライフ）の声と、「生む・生まないを決めるのは、女性の権利」と主張する選択権尊重派（プロチョイス）の声が激しく対立しているわけです。

この中絶をめぐる問題と、現在のＥＳ細胞作製の是非が関わるのは、これから赤ちゃんとして誕生し、子ども、さらにその先へと育っていくはずの「小さないのちを奪う」という点で、どちらも同じ倫理的問題をはらんでいると捉えられるためです。

まだおなかの中にいる胎児、さらにその前の段階の小さないのちを尊重し、大事に扱うことは、宗教の相違を超えて共鳴を呼ぶことだと思いますが、とくにキリスト教文化圏においてはその観念が大変強く分けもたれています。その一つの理由は、キリスト教では「受精の瞬間からそこに一人の人間がおり、神聖ないのちがある」という考え方が存在するからです。

聖書が語るところによれば、「神は自らの姿に似せて人間を創造した」とされます。ということは、受精の瞬間から、そこには「神の似姿である神聖な人間のいのち」があるというふうに解釈されるのです。はじめは一つの、そして分裂して数個の細胞の塊になっていく存在ですが、しかしすでにそれは人間だということになるのです。ですからそれを破壊するのは、人のいのちを奪うのと同じことだ、と捉えられるわけです。

たとえばある人が、日本の母体保護法で中絶が可能なぎりぎりの段階で中絶をする、という場合を考えてみましょう。その時点では、小さいとはいえすでに胎児の形が超音波検査ではっきり確認できますし、心拍を感じることもできるまでになっています。そこでは確かに、「人のいのちが存在する」ということを感じ取れる段階だと言えるでしょう。一方、ES細胞をつくるときというのは、受精からわずか数日後という段階です。そのとき、胚は幾度かの分裂を経たあとの状態で、「胚盤胞《はいばんほう》」とよばれる段階の入れ物を破壊して、中から「細胞の塊」を取り出して培養することになります。一般的な感覚として、「これはまだ人間と言わなくてもよいのではないか」と考えたい人がいるのも自然なことではないかと思います。しかし、先ほど述べたキリスト教の教義や霊魂観に沿って考えると、ES細胞を作製するには、すでに神から授かったいのちが宿っているとされる受精卵を破壊する、という重い罪を犯さなくてはならないことになります。

中絶を認めない「多産主義」

聖書に忠実であることを重んじるキリスト教徒が中絶（堕胎）に厳しく反対の立場をとることには、さらに別の事情も関わっています。

旧約聖書の伝統では「子どもをたくさん生むことは善である」という価値観が前提にあることが指摘されています。旧約聖書・創世記の冒頭、天地創造を終えた神は、人の祖先にこう言います。「産めよ、増えよ、地に満ちて地を従わせよ。海の魚《うお》、空の鳥、地の上を這う生き物をすべて支配せよ」（『聖書　新共同訳』旧約聖書・創世記、第一章二八）。ここでは、人間が他の生物に比べてはるかに優れており、特別に神から与えられた永遠のいのちを宿す存在である、という人間の優位性が述べられているのと同時に、「子をたくさん生み、繁栄せよ」という命題が述べられています。

これはキリスト教の根本にある、人間のいのちへの純粋な礼賛であると捉えることができるでしょう。旧約聖書の教えでは――これはユダヤ教やイスラームにとっても聖典ですから、三つの一神教に共通の考え方になるわけですが――、子をたくさん生むことが神の命じるところとなっているのです。アメリカの宗教学者ウィリアム・ラフルーアは、このような考え方を「多産主義（多殖主義）」（fecundism）と呼びました（『水子――〈中絶〉をめぐる日本文化の底流』）。

同時に、聖書を聖典とする三つの宗教がもともと砂漠の多い中東地域で発生・発達した宗教思想であることを考え合わせると、生命のとぼしい過酷な砂漠の地にあって、「いのちを増やす」ということがいかに重要な意味をもつことであるのか、さらに深く理解できるように思います。しかし、この思想を近代以降の世界の状況にあてはめると、そこには不吉な音調が感じ取れるのではないでしょうか。「子をたくさん生み、繁栄せよ」、すなわち人口が増えていくということは、結果的に争いを引き起こしかねません。他者・他の集団との土地や資源の奪い合いに関わることになりかねないからです。

実際、近代の欧米諸国では人口の増大を経ることで、安い労働力を調達して近代産業を発展させるとともに、海外に膨張していくことで過剰になった自国の人口増大を解消して、豊かさを獲得した一面もありました。キリスト教思想の根底にある人口増大の志向と植民地主義とが歩調を合わせて進んでいったのです。「新大陸」が白人のものとなっていった歴史を思い起こさないわけにはいきません。

欧米社会においても、『人口論』の著者トマス・ロバート・マルサス（一七六六―一八三四）のような経済学者が現れて、人口増加がやがて貧困をもたらすことに警鐘を鳴らす考え方も出てきました。それは「マルサス主義」とよばれる社会政策論として唱えられ、人口を抑制しないと社会が混乱するという考え方も次第に影響力をもってきます。しかしそれでもなお、欧米社会を基盤として支えるキリスト教の考え方では、基本的に「子どもが多いのはよいことである」という点は変わらず、キリスト教のなかでもとくにカトリック教会や福音派のプロテスタントの倫理では、中絶は認めない、より強い立場をとる場合には避妊さえも認めない、とする考え方が現在に至るまで続いています。

本書の核の一つである『治療を超えて』をまとめたアメリカの大統領生命倫理評議会のメンバーに、生命科学者のウィリアム・ハールバットという人物がいます。彼は福音派のプロテスタントで、二〇〇四年に来日した折に話し合ったところ、今なおエイズが広まるリスクの高いアフリカであっても避妊を勧めるべきではなく、信仰に基づく禁欲による節制を求めるべきだ、と話していました。当然ながら、彼はＥＳ細胞の研究・利用にも明確に反対の立場をとっています。

中絶に寛容な日本人——歴史的観点から

中絶に厳しいキリスト教文化の基盤にある考え方を見てきましたが、ひるがえって日本文化はどうでしょう。

日本は戦後、世界の先進諸国と比べて中絶に甘いと言われ、歴史的にも許容的だったとされています。一八八〇年に公布された刑法のなかに「堕胎ノ罪」という規定があって、これは堕胎（中絶）を行った者は罰せられる、というものでした。ですから、第二次世界大戦以前には堕胎をしたために厳しく罰せられる、それも堕胎をした女性が罰せられることがあったのです（岩田重則『〈いのち〉をめぐる近代史――堕胎から人工妊娠中絶へ』）。そのためふつうの医療機関ではなかなか堕胎ができないので、女性が自ら体を傷め、いのちの危険を冒して堕胎するというようなことも起こりました。

富国強兵という国家目標が高く掲げられた戦前までは、子どもをたくさん生むことは新しい労働力を生み出すこと、また新しい兵士を生み出すことでもあり、膨張主義的な国家の政策とも合致して「善」とされていました。大正時代に生まれた私の両親はともに兄弟姉妹が多かったのですが、その時代は他の家も同じように「子だくさん」なのが一般的でした。しかし、敗戦後は考え方が大きく変わります。すなわち、植民地主義の誤りを深く認識し、資源の少ない狭い国土において今後の経済を成り立たせ、日本の行く末を考えていかなければならない――そのような考え方に転換していったわけです。そうなると、「子だくさん」を志向するということは国家的にも難しくなりますね。それぞれの家庭においても、衣食住すべての面でまだまだ苦しい状況にあるということもあり、一九四八年に「優生保護法」が定められました（一九九六年「母体保護法」に改正）。これは「優生学的な観点から不良な子孫の出生を防止すること」と「母体の健康を保護すること」の二点を目的として、優生手術、人工妊娠中絶、避妊法の指導などについて定めた法律です。つまり日本は、人口過剰を避けるために、世界の先進国に先駆けて人工妊娠中絶を「公的」に許容したということになります。

ここには、戦前、国土に対して過剰な人口を抱えて軍事的な膨張主義に走った時期、海外に植民地を獲得することによってその問題を解消する意識があったことへの反省が作用していると考えられます。日米開戦の要因の一つとして、一九二四年にアメリカが「排日移民法」を施行し、日本人の移民の受け入れを禁止したことが影響したとされています。この問題をめぐる日米摩擦は、日本を大陸進出へと推し進めることにもつながりました。新大陸への移民は、国内の人口過剰問題に対する有力な解決策と見なされていたからです。排日移民法から二〇年間の日本は、軍事的な膨張主義をとどめるすべを失い、破滅への道を進んでいきます。優生保護法は、その破滅のあとの廃墟から立ち上がろうとする日本社会の「ベビーブーム」のさなかに制定されたのです。人口密度が高く、資源の乏しい国が植民地を失い、狭い国土でかろうじて生きていかなくてはならない。そのためには人口を調節せざるをえない——こういう考え方があったわけです。

この考え方が今に至るまでどれほど継承されているかはわかりません。しかし、実際のところ、現在においても日本は中絶についてかなり許容的である、ということは事実です。欧米をはじめとする他の国々では、中絶を行う際、事前に専門的な機関による十分なカウンセリングが義務づけられているところも少なくありません。一方、日本ではそのような制約はほとんど見られず、希望に応じて中絶が行われているようです。

小さないのちを粗末に扱う

このような中絶に対する寛容な態度をもって、伝統的に存在する日本人の「倫理意識の弱さ」の問題だと論じる人もいます。すなわち、「もともと日本人は、新しく生まれ来る小さないのちの尊厳に対して敏感でなく、粗末に扱うことがふつうのこととして受け入れられていた」とする主張です。そして、こうした文化的な土壌に根差しているために、現代の生命科学におけるES細胞の研究・利用の是非という問題についても、「いのちの始まりを壊すのか、否か」というその主題を論じるための土台が、そもそも欠けている——そのような意見も述べられています。

たとえば、科学史研究者であり、またカトリック信徒である村上陽一郎氏はこう論じています——中絶には許容的であるのに、ES細胞研究のような再生医療のための重要な研究に反対するのは筋が通らない、と。以下の引用は講演筆記なので、学術的な周到さを備えた論述ではないことを割り引いて考えなくてはなりませんが、村上氏の考え方の大筋を知ることはできるでしょう。

私の見解ですが、廃棄される運命にある凍結余剰胚においても、それは命の出発点であることには変わりない。私自身も個人的にはそう思います。しかし日本の社会の中には、もっと、とんでもないことがある。それと比較してみて下さい。年間四十万ぐらい殺されていく胎児、一時期は百万を超えていました。その胎児たちの運命と、その母胎から取り出されていった胎児たちが、どう扱われているかということです。中絶した当の責任者が引き取って回向をするということは通常ありえないわけです。妊娠週数が少なければ少ないほど、そのまま下水に流してしまうという事もある。製薬会社、化粧品会社がそれをひきとって薬や化粧品を作ったりする材料にするというのを、実は皆が知っていながら誰も本気で問題にしないし、それを規制する法律もない。産婦人科学会は死体解剖保存法にもとづく処置をすると書いてあるだけで、これはほとんど何の意味もない。そうやって廃棄されていく胎児の運命と、年間二百個ぐらいの凍結余剰胚が壊されていくことを比べた時に、それを一方に放っておいて、それを何の咎めだてもしないで、これはいけないという理屈が通用しないというのが、非常にはっきりした私の立場です。（村上陽一郎「『生命の始まり』その行方（2）」――『生命尊重NEWS　円ブリオにほん』平成一四年秋号、三―四頁）

宣教師たちが見た日本人の非道

村上氏は、このような日本人の倫理意識は古くからあるもの、つまり宗教文化にその背景がある、と示唆します。それを証明するものとして、一六世紀に日本でキリスト教を広めようとしたカトリックの宣教師たちの、日本に対する評価を紹介しています。

日本の社会は伝統的に、胎児に対して比較的ルーズな扱いをしてきました。一五四九年にザビエルたちが日本にやってきたとき、彼らは日本社会の倫理の高さ、道徳的高貴さに、非常な衝撃を受けている。そのことはローマへの報告書にも書き送っています。しかし、高いモラルを維持している日本社会のなかで、彼らがどうしても我慢できなかったのは、間引きとか堕胎がきわめて簡単に行われているという事実でした。

アルメイダという司祭が北九州にそうしたなかで、日本で最初の西欧的な病院を建てたといわれますが、実はそれは病院ではなく、一種の「子捨て」の箱でした。生まれた子どもを殺すくらいなら、教会の門前に置いた箱の中に捨てていって欲しい、自分たちで育てるから、というのがその趣旨です。（同、六頁）

村上氏の発言は、日本の宗教文化や倫理意識に対する、キリスト教側からの違和感に共鳴する立場からなされているものですね。ただ、事実認識としてもちょっと確かめたいことはあります。たとえば、現代の中絶胎児の処理がどのようになされているかについて、ほんとうに「皆が知って」いて黙認しているものなのでしょうか。事実が知られず議論が進んでいないと捉えるべきなのでしょうか。

ここに出てくる「間引き」というのは、もともとは植物を栽培する際に、植えた植物どうしの間隔が狭くなってしまった場合に、その間のものを引き抜いて残されたものがよく育つように手を入れることです。それを植物から転じて、人間においても行う、つまり生まれてきた子どもをすぐに自ら手にかけることで、子どもが多くなりすぎることで家族や共同体の生活が苦しくなるのを避けるということを指しています。

このようなことが頻繁に行われていたというのが事実だとすると、確かに、日本人には伝統的に「小さないのちを大切にする」という価値観・倫理観が弱かった、と主張することができそうです。いずれにしろ、村上氏は、本書でこれまで述べてきたような背景をもつキリスト教的な生命尊重の立場を前提に日本文化を批判的に捉えているわけですから、このような強い持論が示されることも理解できることではあります。

人間の尊厳という観念が弱い東アジア？

続けて、レオン・カスやマイケル・サンデルらとともに、アメリカの大統領生命倫理評議会に参加した一人である政治思想家・評論家のフランシス・フクヤマの議論を紹介します（*OUR POSTHUMAN FUTURE Consequences of the Biotechnology Revolution*, 2002より。以下の引用は、邦訳書『人間の終わり――バイオテクノロジーはなぜ危険か』を参照しつつ、筆者が訳したもの）。他の委員と同様に、フクヤマもまたES細胞の研究・利用について慎重な立場を表明していますが（この点は、先の村上氏とは反対）、彼はその理由として、「西洋諸国が東アジアに追い越されてしまうのではないか」という危惧をあげています。倫理的というより、政治的な理由ですね。そして、そのわけは「東アジアの宗教文化では、人間のいのちに特別な地位を与えておらず、人間の尊いいのちを守るという観念が乏しいからだ」というのです。

たとえば、アジアでは、西洋で理解されているような宗教――つまり、超越的な神に由来する信仰体系を持つ宗教――がない国が多い。中国で支配的な倫理体系は儒教だが、これには神という概念がない。道教や神道のような民俗宗教はアニミズム（animism）であり、動物（animal）と生きていない（inanimate）物質の双方に霊的な性質があると見なしている。仏教では人間と人間以外の自然を区別せずともに断絶のない宇宙の一部だと見なしている。キリスト教と比べた場合、仏教、道教、神道のようなアジアの諸伝統は、人間とそれ以外の被造物との間に明確な倫理的区別を立てない傾向がある。（中略）しかしこれは裏を返せば、人間の生命の神聖性（sanctity of human life）に対して敬意を払う度合いが、いくばくか低くなることをも意味する。アジアの多くの地域で、実際、中絶や幼児殺し（とくに女児）といった慣習が広まっている。（同、二二三－二二四頁）

このような文化のもとでは、「人間のいのちの尊さ」に対する生命倫理的な配慮は低くなる。キリスト教の影響が強い欧米社会が倫理的な配慮に基づいてＥＳ細胞等の研究・利用に制限を加えている間に、東アジア人はどんどん研究・利用を進めてしまうだろう。それを押しとどめるためには、国際規制を行うしかない——フクヤマはこう論じます。

　アメリカは、経済や科学研究の自由についてはとくに強い主張をもった国で、規制を嫌う傾向が強く見られます。そのアメリカの保守派の論客が国際規制を提唱している、というのは興味深いことで、「東アジア人は倫理観の前提が違いすぎるので、ふだんの考え方を変えてでも彼らを抑える必要がある」と述べているわけです。そこでは、宗教や文化の違いによる倫理観の違いを理解し、それを信頼することなど念頭にないかのようで、異なる文化の間で倫理の問題を共有することがいかに容易でないか、をつくづく実感させられますね。

　ちなみに、フランシス・フクヤマは名前から想像できるとおり日系アメリカ人ですが、米国の東海岸で、冷戦後の世界における文明間の対立を説いた『文明の衝突』で知られるサミュエル・ハンティントン（一九二七－二〇〇八）に師事して西洋政治思想をがっちりと学んだ人です。フクヤマは、冷戦後、自由主義陣営の勝利によって世界史は終点に達したとする『歴史の終わり』（一九九二）という書物を発表し、これは世界的にもよく読まれましたが、そこでもやはり西洋中心的な歴史観が目立っています。今紹介したES細胞などをめぐる生命倫理の主張においても、何とか西洋の倫理観が基軸であり続けることを目指して、論が立てられているように感じられはしないでしょうか。

「増やさない」という日本の倫理

村上氏やフクヤマの主張するように、日本人はもともとの文化的基盤として「小さないのち」に対する倫理意識が弱いのでしょうか。今度はまったく異なる視点からのアプローチに目を向けてみましょう。

先ほど、キリスト教などの一神教に見られる「多産主義」という概念の提唱者として名前をあげた宗教学者ウィリアム・ラフルーアは、近代以前の中絶や間引きをめぐる日本の文化のあり方を、環境維持や人口問題など、持続可能な社会を維持するためのエコロジー的な方向からの倫理的配慮によるものだとする見方を示しています。その背後には、ともすれば膨張していきがちな人間の煩悩を抑えるとともに、人びとの苦悩を和らげ平和な心を引き寄せようとする、仏教の精神があるのではないか、というのです。

また江戸時代の日本では、過剰に人口が増えてはいかなかった、という事実があります。それは当時の日本社会において、「限られた資源や環境のなかでともに生き延びていかなくてはならない」という意識が共有されていたことと関わりがあるのでしょう。戦乱の時代が終わったあとに来た江戸時代、農業生産は重視されましたが、新しい農地の開拓には限度があります。多くの子どもをもうけたとしても、将来的にそれぞれの子どもに独立した世帯をもたせることはできず、結果的に不幸な一生を強いることになる、という意識があったと考えられます。

さらに、限られた土地のなかで農業生産を行っているため、ひとたび飢饉《ききん》に襲われれば多くの人口が食料を得られなくなる、という懸念も常に意識されていました。その際に子どもの数が多ければ、ひとりひとりに分かち与えられるものは減ってしまいます。数多く生まれてきたことによって、結果的に生き延びるのに苦労しないように子どもの数を制限する、という考えもあったのでしょう。これは子孫のため、将来世代のための配慮でもあります。世代を超えた連帯に基づく倫理性を宿した考え方なのです。

商工業や水運、金融業など、農業以外の産業は次第に発達を遂げ、江戸、大阪、京都の「三都」は当時の世界でも有数の人口を抱えていました。しかし、都市で新たな世帯を構え、独立した家業をもって暮らしていくのは容易なことではありません。一つ前の時代、戦国武将たちの頂点に立った豊臣秀吉は、やがてその武力を国外に伸長しようと朝鮮半島に出兵しましたが（そしてその夢はあえなく潰《つい》えましたが）、鎖国政策をとった江戸時代には、軍事的な勢力拡大はもちろん、過剰になった人口を海外に移住させるという選択肢もありませんでした。

そのような状況において、国内での軍事的対立による混乱や惨禍《さんか》が生じることなく、三〇〇年近くにもわたって比較的平穏な時代が続きました。鎖国と幕府による強力な支配体制のために、そこでは身分制や生産活動・商業活動への細部に至るまでの規定や制限など自由な人間性の抑圧も少なからずあったでしょうが、人口の増大がなかったことによる平和については評価すべきところもあります。同時代の欧米諸国にあっては、経済発展と植民地への移住は分かちがたく結びついていたわけですが、日本は一定の経済的な上昇があったにもかかわらず、海外膨張ということをまったく経験しなかったのであり、これはとても対照的なことと言えるのではないでしょうか。

真宗門徒は中絶を禁止した

ただ、江戸時代の日本においても中絶や間引きの禁止を求める動きがなかったわけではありません。江戸時代の後期には、幕府、またいくつかの仏教教団から「中絶や間引きをしてはならない」との指示が出され、それが一定の効力をもっていたようです。

たとえば東西本願寺の浄土真宗教団は、門徒《もんと》（真宗の信徒のことを「門徒」と言う）に対して中絶や間引きを厳しく禁止していました（有元正雄『真宗の宗教社会史』）。浄土真宗において、中絶や間引きは極楽往生できない、地獄に堕《お》ちる行為だ、と説かれていたというのです。そして、それは門徒たちが、人口増大とともに生き延びるような性格・特徴をもっていたことと関わりがあったようです。真宗の門徒たちは勤労意欲旺盛で、土地に根付いて行われる農業よりも商工業に関わる傾向があり、そのために定住型ではなく土地から土地へと移動を行うことに抵抗がなく、現在の資本主義の基盤となるような経済行動を当時の社会のなかで担っていたのです。

安芸商人や近江商人、富山の薬売りなどとして知られる、全国を渡り歩いてさまざまな経済活動を展開した人たちは、実際に主に浄土真宗が勢力をもっていた地域に多く存在しました。これは、土地も資源も限られた農村という社会において、そのなかで養える限界を超えて人口が増えていく、という事態が生じたときにそれを許容できるようにするための仕組みだったわけです。

江戸後期には商業がいっそう発展し、次第に移動が自由になると、勤勉な真宗門徒たちは新たな生活様式にも挑んでいきました。身分制が廃止された明治維新後には、積極的に都市へ移住するとともに、北海道など国内の新たな開拓地や海外への移民、植民にもつながりました。たとえば本願寺の中興の祖・蓮如《れんにょ》のお膝元といえる北陸地方や、広島県、山口県などの山陽地域、また九州北部などの地域はいずれも真宗門徒が多い地域ですが、これらの土地からはたくさんの移民が、北海道やブラジル、アメリカ、ハワイなどへ進出していった歴史があります。これは、真宗門徒たちが子が増えることを共同体にとってのマイナスと捉えず、人口が増えたのならさらによく働き、また移動することを通じて生き延びていく、という思考・行動様式をもっていたことと関わりがあったようです。このことは、人口が停滞した近世から、人口増加と資本主義化が進む近代への転換を進める原動力の一部にもなったと考えられています。

これは、先ほど述べた近世日本の社会の分析や、ラフルーアの描いた仏教徒の姿とはだいぶ異なっていますね。その点で、一概に「江戸時代の日本社会においては、堕胎や間引きが容認され、それによって人口増加が抑制されるような宗教性・倫理観が一般的だった」と主張することには留保が必要でしょう。ただ、これは浄土真宗という宗教が信仰されていた地域の特徴と、近代化へと向かう社会の動きが重なるところで見られた一つの現象として捉えられるものです。近世の日本社会全体について視野を広げた場合には、やはり堕胎や間引きが比較的多く行われ、人口抑制がなされる傾向があった、という理解には概《おおむ》ね従ってよいと思います。

人口調整を受け入れてきた文化

ただ、このように堕胎や間引きを行わざるをえないようなあり方を受け入れていたとしても、その罪を決して悔いなかったわけではないでしょう。その罪を自覚しつつもなお犯さざるをえない、人間という弱い存在のあり方を踏まえて、しかしそれを禁止はしない、という状況だったのではないでしょうか。確かに、それをキリスト教圏の倫理思想のあり方と単純に比較した場合、小さないのちを尊ぶ倫理性が弱かったと見なされるかもしれませんが、決してそこに倫理的な葛藤がなかったわけではないのだと思います。

そしてその葛藤は、共同体の人口問題と強く結びついていました。一家に男子が増えていけば、次男、三男など長男以外の者は、成人しても土地を譲ってもらうことはできません。そうすると、彼らは鬱屈《うっくつ》した人生を送らざるをえなくなるわけです。また、飢饉などが起これば、生まれる子の数が多いほど共同体全体が苦しい状況に置かれることになります。それは結果的に、共同体としてのいのちを未来へと引き継いでいくことを妨げてしまうことになります。つまり、「一定の土地に住める人数には限界がある」ということが共同体を構成するすべての人によって常に意識され、子孫への配慮、将来世代への配慮がなされていたのです。序章で取り上げた『楢《なら》山節考』はまさにこのモチーフを描いた作品で、作者の深沢七郎は『東北の神武たち』などの作品においても、この問題を鋭く捉えていました。

これはある意味で、現代社会において二〇世紀末ごろから大いに注目されている「エコロジー（生態学）」の意識、未来の世代のためにも持続可能な社会をつくらなければならない、という考え方を先取りしているところがあるのではないでしょうか。江戸時代以来の社会で、堕胎や間引きを通じて人口調整が行われてきたという状況には、「共同体が一つのいのちとして生き延びていくための倫理的配慮」という側面もあったのです。

いのちを増やさない仏教的倫理

アジアの宗教、とりわけ仏教では、「子どもをたくさん生むのはよいことだ」という観念はあまり目立ちません。むしろ、結婚をせず（当然、子ももうけず）出家する生き方が理想、と考えられていたのです。仏の教えに従い悟りを開くためには、家族と子どものために財を成す、土地を残すなどの、自らの権勢を広げるというようなことから離れるべきだ、と考えられました。つまり、そもそも子どもをもたないことが仏の教えにのっとった生き方だということになるわけで、これは多産主義の対極にあるものですね。

そこには、人が社会を成し生きていくうえで、子どもを授かり、増えていくことは確かにいのちを尊ぶことの一面ではあるけれども、それは同時に家族を守り子らを守るために世俗的な争いに加わることにもつながる、という考え方が根っこにあります。それは、先ほど江戸時代の日本社会の倫理観として見たように、「人口が増えることは、社会にとって恵みであると同時に、大きな混乱を招くことにもなりうる」という考え方とも通じ合っていると言えるでしょう。つまり、国家や民族の膨張と同様に、〝家族〟の膨張にも危うい面がありうる——そのことへの戒《いまし》めとしても理解することができるのではないでしょうか。

財の分配や飢饉など人口に関わる事情を考慮して、やむをえないときは中絶を行わなければならない。罪の意識や悔恨の念を強く感じながらもその道を選ばざるをえない。

そのような事態を人の悲しい在りようとして受けとめ、中絶を禁じることはせず、その悲しみを表現する態度があった。日本の伝統的な宗教意識にはそうした側面があるのです。

二〇世紀の後半になって「水子供養《くよう》」が広まったのも、そうした文化伝統の一つの表れと言えるでしょう。水子供養とは、中絶をせざるをえない女性を慰めるための儀礼で、実は必ずしも古くからの伝統ではなく、一九七〇年ごろから広く行われるようになってきたものです。その背景には、「限られた生活資源のもとで生きている人びとにとって、中絶は決して自ら望むものではないけれど避けられないものである」という認識がありました。それを行う親、とりわけ女性にとってたいへんつらいものです。その悲しみや罪の意識に対して、宗教的な反省と和解、赦《ゆる》しの場が提供されることは、よく理解できることでしょう。

日本において見られた中絶に対する許容的な考え方の背後には、欧米の宗教文化や価値観とは異なる倫理性――仏教的な宗教思想の影響も受け、世代を超えて共同体のいのちを守ろうとする独自の倫理性が受け継がれてきたのです。ですから、単純に欧米的な倫理観・価値観に立って、「小さないのちを大切にする倫理観が日本人にはとぼしかった」と評価するのはあたらない、と言えるのです。

〝いのちのプール〟の思想

ただ、日本人がその苦しみやつらさを自覚しつつも、堕胎や間引きということを受け入れてこれまでやってきたのだとして、そのときに「小さないのちが絶たれる」ことを、実際にはどのように捉えてきたのでしょうか。そこにはどのような、いのちに対する観念、死生観が存在してきたのでしょうか。

民俗学的な研究によれば、ここには「殺す」ということではなく、「生まれる前に帰ってもらう」という観念があった、と理解されています（波平恵美子『いのちの文化人類学』一九九六）。堕胎や間引きのように意図的に赤ちゃんのいのちを絶つ場合とはやや異なりますが、幼くして亡くなった子どもの見送り方、というものが一つのヒントになるのではないかと思います。産科医療の発展した現代とは異なり、生まれたばかりの赤ちゃんが亡くなる、ということは頻繁に起きることであり、誰もが身近で経験する悲しい出来事でした。そのようにして赤ちゃんや幼い子どもが亡くなったとき、その子のためには仏事を行わない、という慣習があったのです。これは、その子どもは「まだ人としてこの世に現れきっていない」という考え方に根差しているわけです。

また、そのような子どもの死からしばらく経って、次に生まれてきた子どもに、亡くなった子と同じ名前をつける、といった習俗もよく知られています。それについて「かつて日本人の間には一人一人の人間の個別性よりも、ある『家』やある土地に生まれ、一定期間の人生を生きて死んでゆく者は、一つの大きないのちのプールのようなものの中から、ある時間帯だけこの世に生まれ出て来て、死ぬと、またそのいのちのプールに帰るとでも比喩できるような、個人のこの世での生命を強調しないいのちの観念があった」（同、四四－四五頁）という捉え方は、深いところを突いているように思います。

生まれて間もなく亡くなったいのちは、すぐにその〝いのちのプール〟に戻り、また生まれてくる。また、歳を重ねて亡くなったいのちも、いずれそこに帰り、時を経て再びこの世に生まれてくると考える。だから、すでに亡くなった祖父母や曾祖父母と同じ名前を、今度は新しく生まれてきた子どもにつける、というようなこともよく見られました。この〝いのちのプール〟は、その土地のすべての人の生にとって根源的なものであり、大切にしなければならないものだと考えられていました。

今、生きている人の都合で、たとえばどんどん人口が増え続けるなどといったことは、このような価値観に基づく世界のバランスを崩すことです。それは〝いのちのプール〟

を傷つけ脅《おびや》かすことになりかねません。今、生きているいのちをただそれだけで理解するのではなく、過去のいのち、そして未来のいのちとの一つの流れのなかにあるものとして捉える、という考え方です。それは、先ほど見てきた、共同体の大きさに合わせて人口を安定させ、環境とともに生きていくという意識ともつながっているわけです。中絶に対して許容的だった日本人の態度の背後には、このような死生観があった、とも捉えられています。

いのちを尊ぶあり方の多様性

これは、小さないのちを大切にする倫理観があるのか、ないのか、といった単純な二分法的な論理で割り切れるものではありません。ここにも確実に、「いのちを尊び大切にしよう」という強い意識が存在しています。しかし、それは共同体としてのいのち、環境と一体のものとしてのいのちを大切にしているために、個々のいのちがまだ一つの個性的な存在として現れてきていない段階では、場合によっては犠牲にならざるをえないこともある、という考え方があったと見ることができるでしょう。

このような考え方のほうがすぐれている、ということではありません。今述べたような〝いのちのプール〟の考え方や共同体のいのちを尊重するという考え方が、ときに個人を抑圧する方向に働くことは、歴史的に何度も経験されてきています。やはり「個のいのちを尊ぶ」ことは、現代を生きる私たちにとって欠かすことのできない重要な価値観でしょう。ただその一方で、「環境のなかでいのちの連続性を保っていく、持続可能な環境との共存を図っていく」という考え方のすぐれた点にも注目すべきときが来ているのではないでしょうか。そして、ひとつひとつの小さないのちを大事にするのと同じように、「世代を超えて継承されるいのちを尊ぶ」こともまた、いのちを尊ぶ大切な倫理性と言えるのではないでしょうか。現在に生きる私たちは、まだ目の前には見えない将来世代にも責任をもつ存在として、持続可能な社会をつくるという課題を強く意識するようになっています。日本人が伝統的にもっていた〝いのちのプール〟の思想に見られる「いのち」観には、持続可能な社会をつくるという現代人の課題に示唆を与えるような側面があります。現代のバイオテクノロジーや医療のゆくえを考えるとき、異なる文化、異なる時代の多様な死生観から学べることには、とても豊かなものがあるのです。

第7章

つながりのなかに生きるいのち

「脳死」に見る死生観

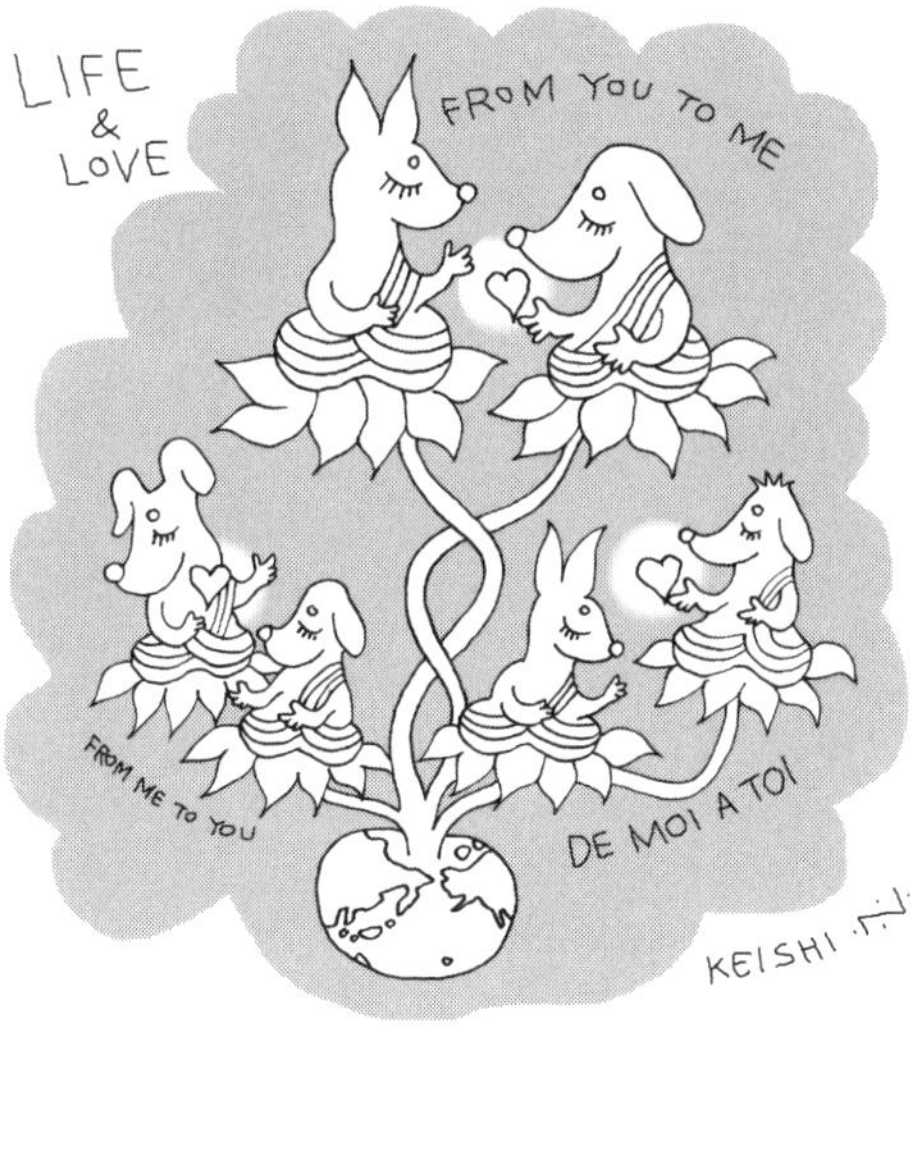

文化的・歴史的経験の違いが形づくる倫理観

前章では、キリスト教的な価値観において、ES細胞やヒト胚の研究・利用の是非と同じく〝始まりの段階のいのちを壊す〟こととして捉えられる中絶の是非という問題を手がかりに、日本人が長く感じ取ってきた、自然や環境とも一体のものとしてある「つながりのなかのいのち」という観点を見てきました。ひとくちに「尊いいのち」を守るといっても、その「尊いいのちとは何か」ということの受け取り方には文化の違いというものがたいへん強く反映します。また、そのような価値観が形づくられるまでの歴史的な経験の相違も考慮に入れる必要があるでしょう。日本の場合、モンスーン気候によって豊かな自然に恵まれる一方、国土は決して広くないためにどうしても人口稠密《ちゅうみつ》になりがちな地域だったことから、自ずから共同体と人口のバランスに敏感になった、という背景が考えられます。

この点は、広くインドから中国に至るアジアの諸地域においてもあてはまることだと思います。もちろん、アジア全域がみなこのような価値観を備えている、というわけではなく、キリスト教文化に見られるような「多産主義」にあたる考え方が育まれた地域や文化も存在してきました。たとえば、中国で起こった儒教では家族の繁栄に重要な価値を認めており、これは多産主義の考え方と親和的であると言えるでしょう。ただ、そのような事例はありつつも、アジア全体を見ると、広く〝出家主義〟の宗教が根を下ろしてきた、という伝統があります。言うまでもなく、仏教はその代表的なものの一つです。そこには、世俗を離れて出家し、（その結果として）子どもを育てることのない生活を送ってこそ、真の解脱《げだつ》への道を歩むことができるという考え方があります。それはまた、世代を超えて安定した人口を維持し、持続的な生活環境を保とうとする民衆の考え方とも通じ合うものがありました。これは、多産主義の対極にあるものだと言えるでしょう。

再び日本に目を向けると、そうした宗教・文化的な素地に加えて、歴史的な経緯として、江戸時代には限られた環境で生きるという経験をしたのち、近代、明治以降に急速な人口増加が見られました。若い人口が増えることと社会が攻撃的になることはしばしば相関があり、明治維新以降の日本では数十年間に数千万人も人口が増え、軍国主義の時代となって、過剰な人口を海外に膨張することで支えるといった政策にもつながりました。しかし、第二次世界大戦の経験を通じて、そうした膨張主義的な社会のあり方の攻撃性を反省し、「資源が少なく狭い国土のなかで、多くの人口を養っていかなければならない」という意識が強まったのです。そうした経緯を通じて、優生保護法を定めるなどして中絶を許容するような、欧米とは異なる独自の倫理観が形づくられてきた、ということは前章で論じたとおりです。

中絶に対する倫理的な意識について、欧米社会と日本の間に大きな開きがあるのは、このような文化の違いや歴史的経験の違いが反映しているという理由があるからだと思います。「キリスト教文明ではないアジアや日本では、いのちの始まりの捉え方についての慎重な議論が期待できない」とする村上陽一郎氏やフランシス・フクヤマの考え方は、こうした死生観や倫理観の違いについて十分に突き詰めて考えられたものではないと言えるでしょう。人間の尊厳やいのちの尊さ、といった倫理に関わる事柄の内実をどう考えるかは、普遍的に通じる唯一の答えがあるわけではなく、文化による違い、とりわけ宗教文化による違いがある、という点を、やはり十分に考慮する必要があるのです。

そうであるとすれば、欧米においては、中絶と同じく「始まりの段階のいのちを壊すことにつながる」という部分こそが争点になるES細胞の研究・利用の問題についても、アジアには、あるいは日本には、欧米とは異なる倫理的な考え方が出てくるのも不思議なことではないでしょう。

いのちの終わり――「脳死」をめぐって

さて、ここでさらにもう一つ具体的なテーマを取り上げて、文化の違いや歴史的経験の違いが生命倫理の考え方に大きな影響を与える、ということについて深く考えてみたいと思います。先ほどは中絶、つまり「いのちの始まり」に関わるテーマでしたが、今度は「いのちの終わり」――「脳死」と、それに伴う臓器移植をめぐる問題です。

脳死とは、「呼吸や心臓拍動など、脳のなかでも生命活動のもっとも根本的な部分を司る脳幹を含んで、すべての脳の機能が不可逆的に停止すること」と定義されます（一方、大脳・小脳が機能停止しても、もっとも重要な脳幹は生きているのが「植物状態」）。脳死に至ると、人工呼吸器がなければ生命活動を維持することはできず、しかも長期にわたってその状態を保つことはできないとされています。

その脳死について、欧米では「脳死は人の死である」ということが比較的疑問を抱かれることなく受け入れられ、肝臓や心臓などの重篤な病気で困難な状況にある人に、脳死した人のからだから臓器移植を行う、ということが〝善意による慈恵の医療〟として広く行われてきています。

そうした状況を受けて、日本でも一九九〇年前後に、脳死臓器移植の法制化をめぐって活発な議論が交わされ、臨時脳死及び臓器移植調査会（脳死臨調）によって「脳死による臓器移植を認める」とする答申がまとめられました（「脳死及び臓器移植に関する重要事項について」一九九二）。ただし、そこには一部の委員からの少数意見として「脳死を人の死とすることには疑問がある」という見解も付記されています。これは脳死臨調の議論の過程で、日本には「脳死を人の死とは認められない」と感じる人がかなりの割合で存在する、という状況が明らかになってきたことと深く関わっているのです。

理性を優先する二元論的思考

欧米社会において「脳死は人の死である」という見方が比較的受け入れられている、というのはどのような理由によるのでしょうか。それを支える四つの要素について考え、またそれぞれについて日本での理解の仕方も見てみましょう。

まず、「脳こそ人間の中心」、つまり理性のある人こそ人間である、という、西洋近代哲学の祖デカルトに代表されるような考え方の影響があげられます。また、西洋社会では早くから、「人間は神に近い存在で、他の被造物とは大きく異なる主体性をもっている」という考え方が広まりました。これはつまり、まずいのちとモノには区別があり、さらにいのちあるもののなかでも、理性ある人間だけが特別ないのちをもっている、という理性中心主義的な見方でもあります。

これは、主観と客観、霊魂と身体、意識あるものとそうでないものを截然《せつぜん》と分ける二元論的世界観と関連していて、この観点に立てば、たとえ身体の他の機能が保たれているとしても、理性・意識を司るとされる脳が機能しなくなることをもって死と認める、という理解が受け入れられることになりますね。

これに対して、脳死臨調の最終答申をまとめるにあたって、「死とは、翻《ひるがえ》っていのちとは何か?」という重要な議論において中心的な役割を果たした哲学者の梅原猛氏は、およそ次のように述べています――〝脳死は人の死である〟という考え方は、心と身体、精神と物質をきっぱり二分する西洋的な考え方、とりわけ近代のデカルト的な二元論によるものではないか。それに対して日本の文化では、心と身体はそう明確に分けられない。だから、脳が機能せず〝死に近い〟状態になったからといって、身体が生きている人間を死者として扱うことには疑問がある――。

この見解の背景には、心と身体、いのちとモノを明確に分離しないのは、自然界の万物に心があり、霊が宿るとみなす「アニミズム」の思考に基づく理解があると言えるでしょう。伝統的にその影響が強い日本文化では、「脳死は人の死である」という考え方は受け入れにくい、というわけです。

科学に対する信頼感

今ほど述べた人間中心の二元論的世界観に立脚して、欧米社会では、近代的な科学の力によって社会システムを大いに発展・拡大させていきました。その経験を通して、人為的な科学の力によって自然に手を加え、それによって人類の幸せ・福祉を増大していく、という「科学に対する強い信頼感」が抱かれるようになりました。二つ目の要素は、この近代文明の基礎にある科学観です。

先進的なバイオテクノロジーに基づく現代医療においてもそれが顕著に見られることは、本書で詳しく論じてきたとおりです。「医療が過剰に人間のからだに介入している」と言えるような状況があちこちで報告されています。ここでのテーマである臓器移植について言えば、他人の臓器を自分のからだの中に入れるのだから、これには必ず免疫不全が伴う、つまり、「それまでにはない新たな障害が生じる」ことを前提とした医療でもあるわけです。医療が介入することによってつくり出される病気（医原病）がある、という側面も意識しなければならないでしょう。

それでもなお、医療が積極的に人間のからだに介入していこうとするのは、一つには「科学が物質世界を変えることで、人間社会を豊かにしてきた」という自負があるからでしょう。しかしそれは、「人間が自然を支配できる」という過信とも裏腹のように見えます。やはりアニミズム的な日本の思考にはなじみにくく、また現在では、欧米社会のなかでもこの点について見直しを求める動きが起こってきています。たとえば、アメリカの病院で長期にわたって脳死臓器移植のフィールドワークを行った二人の社会学者は、当初はその意義をより明らかにする目的で研究を始めたものの、治療という本来の目的を超えて、移植の成功による生命の維持に過剰なまでに情熱を傾ける医療に共鳴することができなくなり、「フィールドを去る」ことを決めるに至る経緯を述べています（レネイ・フォックス、ジュディス・スウェイジー『臓器交換社会——アメリカの現実・日本の近未来』一九九九）。

死は個人の意識に還元される？

三点目は、個人の主体性・独立性を強調する考え方の影響です。これは脳および意識を重視する考え方にもつながっていますが、死というものを個人のからだや意識の内側で起きることと捉え、「個人が自分自身を意識している」ことを生きていることの証《あか》しとする、という見方です。すると、意識を失った状態というのは、個人としての生が消滅している、すなわちこれを死と見なしてよい、という考え方が生じてくるわけです。

しかし、生きているということは、本当に個人の意識だけに還元されるものなのでしょうか。

一九九〇年前後の日本の脳死臓器移植をめぐる議論に大きな影響を与えたものに、ノンフィクション作家の柳田邦男氏による『犠牲《サクリファイス》――わが息子・脳死の11日』（一九九五）という本があります。著者の次男、洋二郎氏が二五歳で自死を選び脳死状態になった数日間の、家族の行動や考えたこと、とりわけ洋二郎氏の人生や死に対する著者自身の思いが語られています。

著者は、脳死であるとはいっても、まだ温かいからだに寄り添い、対話している、という意識をもっていると、その息子が死んでいるとはなかなか認めにくいということを強烈に感じた、と言います。そこには、死というものが単に生物学的な出来事や、社会のなかの客観的に理解できる出来事として捉えられるものではない、という認識があるのでしょう。そのような身近に経験する近しい人の死を、著者は「三人称ではない、〝二人称〟の死」として解釈します。

「一人称の死」とはすなわち自分自身の死であり、自分にとっての死をどのように意識し、向き合うか、ということを表します。「三人称の死」は、自分と直接には関わりのない他者の死、ひいては遠くの事故や戦争による、報道などで知るような死のことです。一人称の死も三人称の死も、これはどちらも、亡くなるその「個人」に属する死である、と捉えられるでしょうか。

一方、柳田氏の言う「二人称の死」とは、自分にとって深い関わりのある人の死を、その人との別れを強く意識しつつ経験する過程を意味しています。二人称の死、という視点で見ると、脳死という一つの身体部位の状態――すなわち、個人の意識の消失――をもって人の死と認める、という捉え方には、何かが足りないと感じられるのではないでしょうか。そこには、死というものは「人と人との関わりのなかで起きること」、つまり一つの〝プロセス〟である、という理解が含まれているのです。

これは必ずしも柳田氏独自の考えというわけではなく、これまでにも多くの人が、「死とは本来、人と人との間で経験されるもの」という考え方を明らかにしてきました。

このような、「二人称の死」「人と人との間で起こることとしての死」という理解は、日本の伝統的なアニミズム思想と結びつく部分もあるかもしれませんが、それ以上に、仏教的な〝縁《えん》〟という考え方を思い起こさせるところがあります。

「さまざまな物事は、それだけで存在する〝個〟から成る、と考えることはできない。何物も、他の存在との関係のなかで成り立っている」。これが仏教の「縁、縁起」という考え方で、人のいのちもすべて、縁起の現れとして理解されています。

縁起の考えに基づけば、「自己意識」とはあくまで生きていることの一面にすぎません。日本人にとってはむしろ、生きることも、また死についても、人と人との関わりのなかでこそ生じてくる、という感覚のほうが身近に感じられるのではないでしょうか。

死を前にしたときの、隣人愛と家族の絆

最後に、キリスト教的な「隣人愛」という理念も、欧米において脳死臓器移植を肯定

的に理解する根拠になってきたと思われます。キリスト教の文化においては、生きていくなかで他者に対して善をなすことが倫理的な義務として高く評価され、あるいは「最後の審判」における救済の条件であると考えられています。従って、これからもう自分が死に向かうというときにもなお、隣人に対する愛、「人のために役に立てる」ということに高い価値を見出すわけです。反対に、そのように行動しないことに対して、愛や道徳、倫理観の欠如を見て取る、という考え方が生じることにもなります。

この点は、やはり日本の倫理観や宗教意識にいまいちなじみのないものではないでしょうか。脳死臓器移植ではなく、生体間移植については、日本でも比較的広く行われています。そこでは親から子へ、あるいは兄弟姉妹間で、というように、近親者間で臓器移植が行われるケースが多く見られます。血液型や遺伝子型といった医学・生理学的な理由が大きいことは確かですが、免疫抑制剤の進歩などにより、現在では、拒絶反応の有無に関わる遺伝子の型の一致しない人同士でも移植が可能なケースも増えてきている、という状況があります。それでもなお近親者間で行われる事例が多いことの背景には、日本には「血縁関係の近しい、強い絆のある者が協力すべき」という考え方が根強くあるように思われます。キリスト教的な隣人愛に対して、家族を中心とする情の深い関係の尊重と言えるでしょうか。もっとも、これは逆に言えば、「家族や血縁のしがらみが強い」ということでもあり、義務感が心理的圧力になりうる、という面についても考える必要があります。

死生観を思索することの意味

二元論的思考、科学に対する強い信頼、「個人の意識」に還元される死生観、そして隣人愛の精神。これらが作用することで、欧米社会では「脳死は人の死である」ということが比較的抵抗感なく受け入れられてきた、と説明できるのではないでしょうか。しかし日本では、まさにこれらの点において疑問符がつくからこそ、「脳死は人の死ではない」という考えが根強く働いているのでしょう。

もちろん、こうした問題は単純に欧米対日本という構図だけで語れるものではありません。バイオテクノロジーへの疑念は現在、欧米社会においても共有されてきていますし、キリスト教的な文化背景から脳死臓器移植に反対する意見も唱えられています。

一方、アニミズム的な思考や仏教的な文化を共有するアジアの諸国が、決してみな日本と同じように考えているわけではありません。むしろ、日本のように脳死という概念

については っきりと否定的な考え方を表明している国は、今のところ決して多くはないのです。たとえば、スリランカという国は非常に敬虔《けいけん》な仏教国ですが、国として臓器移植を積極的に肯定し、亡くなった人の目の角膜などを海外に向けて提供する国になっています。これは、仏教の祖であるブッダの前生譚《たん》「ジャータカ」において、己の身を犠牲にして他の生き物を救った菩薩《ぼさつ》の行為に、目指すべき慈悲のあり方を認めている、ということに由来しています。

このように死生観、モノといのちと心の捉え方には、人類全体に普遍的に共通する要素があるのと同時に、それを育んできた文化や社会によって微妙に異なるところがあり、それがまた複雑に絡みあって影響しています。だからこそ、人のいのちに関わる倫理的な課題には、それぞれの文化や思想に根差す死生観についてていねいに問い直し、社会全体で意識を共有して、議論を深めていくことが求められるのです。

「いのちの始まり」の倫理を超えて

ここで、この章のはじめに立てた問題に立ち返って、そこから本書全体を貫く大きな問いに向き合ってみましょう。

この本ではここまで、人びとの健康な状態をさらに増進するような医療技術を応用する、いわゆるエンハンスメントのような医療やバイオテクノロジーが、ときに人工的にいのちをつくりだし、また人間改造につながるような可能性を備えていることを見てきました。そして、そのような「治療を超えた」バイオテクノロジーの利用に歯止めをかけることができるとするならば、それはどのような根拠によってそう言えるのだろうか、という問題に焦点を合わせて、ここまで考えを進めてきたわけです。

第一章から第三章では、「治療を超えた」医療やバイオテクノロジーの現状と、そこから具体的にどのような懸念が生じているのか、という問題を、特に日本における事例を軸に論じてみました。そして、この問題が内包する哲学的・文明論的な次元を考えるために、オルダス・ハクスリーの『すばらしい新世界』が描いたありうる未来の世界と、マイケル・サンデルが述べる「授かりもの」という感覚について検討しました。それを通して示された「いのちの倫理と宗教や文化との関わり」という可能性をさらに深めるために、第六章、そしてこの章では「文化の相違」という観点を組み込んで、これまでキリスト教文化を背景とする欧米社会においては十分に取り上げられてこなかった、「いのちの倫理」の重要な論点を浮かび上がらせようと努めてきたつもりです。

すなわち、従来、ＥＳ細胞などの研究・利用の是非という問題は、もっぱら「始まりの段階のいのちを壊す」というキリスト教的な倫理観の問題として議論されてきた歴史がありますが、ここに欧米社会のものとはまったく異なる倫理的な考え方を取り入れることができるのではないか、そこに大きな意味があるのではないか、という問いです。

現在の社会にエンハンスメントがさらに深く入り込み、より一層拡大していく可能性を高めるであろう最大の要因は、再生医療の発展と、それに対する社会の大きな期待ではないでしょうか。ＥＳ細胞、あるいは山中教授がノーベル賞を受賞したことにより一躍世間の知るところとなったｉＰＳ細胞などのいわゆる〝万能細胞〟によって、身体の失われたどんな機能もやがて元のように取り戻すことができ、より健やかに、より長く生きられるようになる——そんな期待（欲望？）が高まっています。

このように社会の大きな期待を集める再生医療ですが、それについて研究を行う専門家たち、あるいは生命倫理の問題にたずさわる研究者や学問分野においては、そこにやはり重大な問題がある、という認識は共有されていて、大いに議論が交わされてきました。そこで議論の的となってきた重要な論点はおよそ次の二つに絞ることができると思います。すなわち、主に第三章で論じてきた「ＥＳ細胞やｉＰＳ細胞などの研究・利用は、どこまで許容できるのか」、そしてもう一点は、本書全体に通じるテーマである

「エンハンスメントがもたらす弊害とは何なのか、そしてそれにどう歯止めをかけるべきなのか」ということです。

ただ、ここからがより重要で、従来の生命倫理をめぐる議論では、この二つの問題がうまく関係づけられてこなかったのではないか、そこに大きな課題があるのではないか、と私は考えています。それは、前者の「ES細胞やiPS細胞などの研究・利用の是非」という問題が、もっぱらキリスト教的な死生観・倫理観に立脚して、「始まりの段階のいのちを壊す」ことの是非、すなわち受精卵＝胚の破壊を許容できるかどうか、という点からのみ論じられてきたことに原因があると思います。しかし、すでに何度か繰り返しているように、「胚を壊してつくる」ことの是非という問題だけでなく、「そこから何ができてしまうのか」という問題をもっと重視し、しっかり議論を深めることが必要なのではないでしょうか。

第三章で詳しく見てきたように、万能細胞を利用した再生医療が発展していけば、これまで治療の困難だった難病を治せるようになるなど、人間社会にとっての大いなる希望を見いだすことができます。しかしその一方で、精子や卵子という生殖細胞、そして受精卵という、「やがて人になりうる可能性を備えた存在」を素材として利用し、その研究・利用を進めることには、人のからだ、そしていのちにつながる大変重要な要素を

〝人工的につくる〟ということが含まれています。そこには、私たちのいのちの根本的なあり方を変質させ、やがては「人間改造」にまで至るかもしれない可能性ということも、十分に現実のものとして視野に入ってきています。

私たちは今、そのような地点から先に進んで行こうとしているのだとすれば、最先端のバイオテクノロジーによってこれから生じるかもしれない、そして私たちが実際に経験していくかもしれない多種多様な可能性によって、「未来の人間の生活がどう変わっていくのか」ということを真剣に考える必要があるのではないでしょうか。そして、その未来の世界において、私たちが人間らしいあり方、生き方を望むうえで、好ましくない状態が生じるのはいったいどのような場合なのだろうか、ということをきちんと問い、向き合っていくべきでしょう。

それを通して見えてくるのは、人びとのいのちの在りようがどう変わっていくのか、という〝未来のいのちの形〟です。

他者や自然が「いのちの恵み」をもたらす

以上のような観点は、先ほども述べたように、エンハンスメントの是非を問う倫理的な議論においてもまだ十分に取り上げられていません。その点で、マイケル・サンデルが提示した、「人が自由な存在として生きるための根幹に関わる〝授かりものとしてのいのち〟〝恵みとしてのいのち〟という観念が失われたり、軽んじられたりすることがないように、バイオテクノロジーによってもたらされるエンハンスメントに対しては慎重でなければならない」という議論は、この問題に対して深く切り込み、本質を突いた意義ある回答の一例だと言えるでしょう。

サンデルのこの考え方は、従来重ねられてきた生命倫理の議論においていつも強調され、ある意味で周知の前提のようになっている「人間の尊厳」や「いのちの神聖さ」という観念とは、やや異なるところに光をあてています。「人間の尊厳」や「いのちの神聖さ」に焦点を置くとき、そこでは〝個〟としての人間の生命が十全に尊ばれることが基準とされており、これは西洋的な「個としての人間」を強調する世界観に拠《よ》っていると言えるでしょう（村上陽一郎氏やフランシス・フクヤマの主張も思い起こされますね）。中絶の是非をめぐって西洋社会の内部で歴史的に見られた倫理観の対立も、「どこから〝個〟としての人は成り立つのか」――受精の瞬間なのか、それとも意識が宿るときなのか――ということを争点としており、やはり個としてのいのちを尊ぶ、という観点に立っていることから生じていました。キリスト教的な倫理観による解釈では、受精の瞬間からそこに個としての人間が存在しており、だからこそ受精卵＝胚は侵してはならない尊厳ある存在だ、と主張されることはこれまでにも何度も見てきましたね。いずれにしても、西洋の生命倫理の議論では、このように「個としての人間のいのちの尊厳を侵さない」というところに、きわめて大きな比重がかけられているのです。

ところが、エンハンスメントをめぐるサンデルの議論では、その個としての人間と、その周りにある他者、また自然や環境との関係のあり方、ということが問われています。個人に「いのちの恵み」をもたらすのは、一神教の神でもありましょうが、自分の周りにいる他者でもあり、また人以外のあらゆる存在でもあると言えるでしょう。「唯一の神」を前提としなくても、すなわち一神教の神を信じない、たとえば唯物論者のような人のことを考えてもこの議論は成り立つとサンデルは述べていますが、そもそも、日本をはじめとするアジアの文化圏における宗教観にとっては、これはごく自然なことでしょう。自分の周りに存在する他者や自然や環境など、あらゆるものを「恵みの主《ぬし》」として想定することができる、という文化を長く培《つちか》ってきたのですから。

また、サンデルは「予期せざるものを受け入れる姿勢」という概念にも注目していました。「思いがけないもの」「予期せざるもの」はどこから来るのか、これもまた他者や私たちの外部にある世界です。サンデル自身はそれを明示的に論じてはいませんが、エンハンスメントに歯止めをかける根拠を求めるサンデルの議論は、「個と個を超えたものとの関わり」のあり方が問われている、というふうに受け取ることができると思います。

興味深いことにこのサンデルの議論は、前章で見てきた中絶や人口調整をめぐる江戸時代以来の日本的な生命倫理の考え方と、どこか通じ合うところがあるように思われます。堕胎や間引きを認めるその考え方の背景には、個のいのちを尊ぶことと、相互につながり合っている集合体としてのいのちの健全性が損なわれないようにすること、双方への配慮が存在していました。それは「いのちの恵み」が作用するシステムを尊ぶことであり、人間と環境の共存という観点が盛り込まれた倫理観と言えるでしょう。

サンデルは、ひとりひとりの人間が「個としてより完全であること」を求め続けることによって、やがて「いのちの恵み」を尊ぶことができないような社会を引き寄せてしまう事態に警鐘を鳴らしていたわけです。こうした議論では、西洋的な「個としてのいのちの尊厳」とともに、「つながり（関係）のなかに生きるいのち」「持続可能な集合体のなかのいのち」というもののあり方に注意が向けられているのです。

生も死も、他者との〝間〟で起こる

このように自分とその他の存在との関係、また環境論、エコロジー的な観点が重視されているという点では、この章で取り上げてきた脳死というテーマについて、脳死臓器移植の是非をめぐって日本で交わされた議論のなかにも相通じるポイントがあるのではないでしょうか。すでに見てきたように、一九九二年にまとめられた脳死臨調の答申には、脳死臓器移植を認めつつも、「脳死は人の死ではない」とする少数意見が付されていました。そこでとられている立場は、人間の脳（意識）と身体を切り分ける考え方、すなわち精神と物質を対比的に捉える西洋近代的な二元論の考え方に依拠するものではなく、人間のいのちは「生きとし生けるあらゆるものと共通のもの」であることを自覚するものだとされています。

また、仏教的な観点から、脳死に対する疑義としてさらに別の見方が示されてきています。「脳死は人の死である」とする立場は、〝個人の脳の生理的状態〟を生きていることの基盤と見ていて、他者との関わりの〝外〟で死を判定することを前提としています。それに対して、死とは他者との〝間〟で起こることだ、という観点――すなわち柳田邦男氏の述べる「二人称の死」、他者との関わりのなかでの死を尊ぶべき、という考え方――も、多くの人が指摘していることです。一時的に人工呼吸器を停止し、医学的に厳密な判定を行うこと自体が、「二人称の死」を軽んじることになるでしょう。そしてこの考え方は、仏教の〝縁〟の観念に通じるものです。すなわち、さまざまな物事は、それだけで存在する〝個〟から成る、と考えることはできず、何ものも他の存在との関係のなかで成り立っている、ということです。人間の生き死にもそのように経験されてこそ尊いものとして受けとめられる、と捉えられているのです。

つながりのなかのいのち

サンデルが述べる「恵みとしてのいのち」や「予期せざるものを受け入れる姿勢」という観念は、こうした考え方と親和性が高いのではないでしょうか。一神教の思想では大自然のすべてが神の偉大な創造によるものですが、その大自然のすべての恵みによってこそ人間のいのちはあります。個人が生まれるには両親があり、両親を育んできた共同体があり、それらも神によるいのちの恵みです。そうしたあらゆるいのちの恵みのなかにこそ個人のいのちはあるわけです。

つながりのなかにあるいのちの尊さ、という観点はまた、「環境のなかにおける生命」、すなわちさまざまな生命が相互に関係し合う環境全体におけるいのち、ということを考えるエコロジー（生態学）に内在しているものです。そのエコロジーの考え方に根差していのちの倫理を問う「環境倫理」においては、自ずから「関わりのなかにあるいのち」という観点が求められ、またそのようにして議論や考察が重ねられてきました。ところが、環境倫理も生命倫理も、ともに「いのち」の意義を問う思想であるにもかかわらず、従来は別々の次元で考えられてきてしまったように思います。これまでの生命倫理をめぐる議論では、「個としてのいのちの尊厳」という点ばかりに大きな比重がかけられてきてしまったのではないでしょうか。

しかし、そのような従来の生命倫理によっていのちを考えようとするあり方は、二つの方向から崩されてきているように思われます。まず、従来の医療は、公衆衛生的な観点、すなわちひとつひとつの病気を治していけば、〝その患者さん〟の世界が回復され、それが個々の人に対してきちんと行われれば、全体として社会、環境とのよい関係が維持できる、という前提に立っていたと思います。ところが、バイオテクノロジーに代表されるような医療技術のとめどない発展により、病気や不調で困っている〝ある人〟を治療することが、周りの他の人びとの生活を、ひいては人類のいのちのあり方全体を大きく変えてしまう、すなわち環境全体に多大な影響を及ぼすようになってきているのではないでしょうか。従来の倫理意識に基づく「個としてのいのち」という観点にとらわれていると、現在、そしてこれからの社会では、このようなマクロな視点からのいのちの脅威が見えなくなってしまう可能性があります。

もう一つは、「個としてのいのち」という観点は、個の魂の救いに焦点をあてるキリスト教の人間観と関わり、また西洋の個人主義的な文化とも関わっていたということです。ところがそれ以外の文化の観点に目を広げてみると、そのような見方だけでは捉えきれない問題が世界にはたくさん生じていることに気づきます。最後の二章で考えてきた中絶の問題も脳死臓器移植の問題も、それらに対する日本人の応答の仕方は、アジアの文化、日本の文化という視点を意識せずには理解できないものでした。そしてそれは、「個としてのいのち」に焦点をあてる従来の西洋由来の生命倫理の議論とは、異なる観点を問うものです。私はそれを「つながりのなかのいのち」という概念に求めました。

この本のテーマであったエンハンスメントという問題について考えるとき、「つながりのなかのいのち」という観点を組み込むことによって、これまでの議論をさらに深めていくことができるのではないか、そのように強く思うのです。

終章

個のいのち、つながるいのち

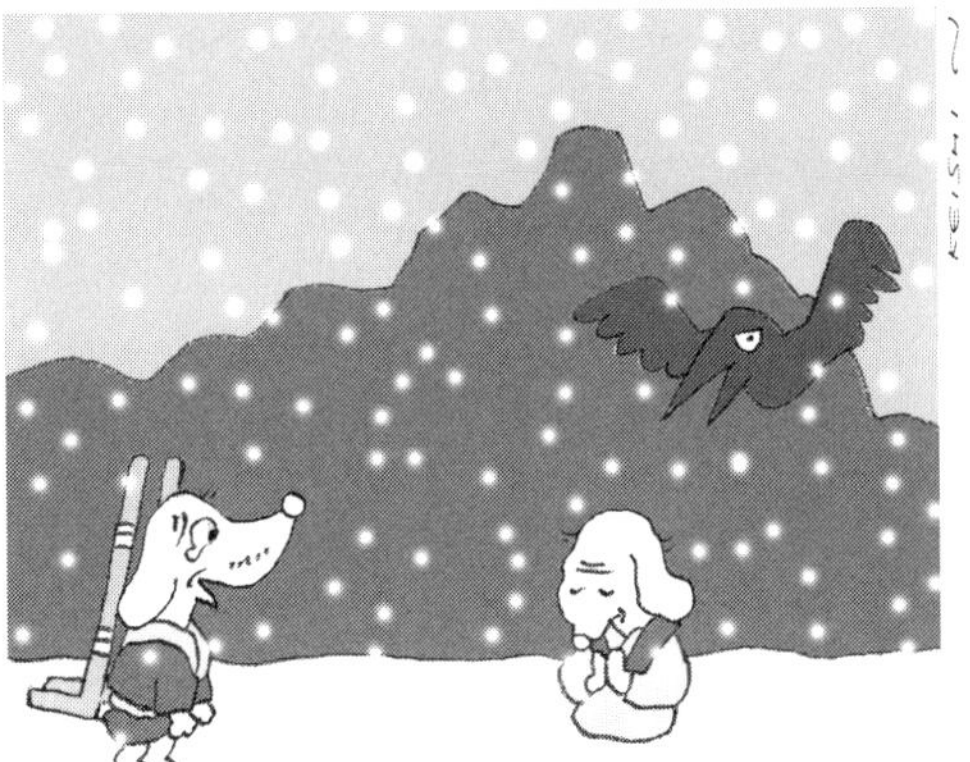

La neige...

エンハンスメントの時代のいのちの倫理

再生医療の研究が進み、その臨床応用の可能性が次々と開かれています。そこから多くの恩恵がもたらされることは確かですが、ただ喜んでばかりはいられません。私たちの欲望を限りなく満たす医療、つまりエンハンスメントの可能性が広がっていきかねないからです。それがやがて人間らしい生活のあり方を変えてしまう可能性をもっているのであれば、その進展を押しとどめる必要があるのではないでしょうか。ただ、それはまったく容易なことではありません。何を、どのような根拠によって押しとどめるのか、人間社会が全体として納得しなくてはならないからです。

人間の〝始まり〟の段階のいのちを利用して他の目的のために役立てる、そしていのちをつくり変えていく――このようなことが進んでいくことによって何が起こってしまうのかについて、よくよく考えていかなくてはなりません。このような人間のいのちに関わる倫理の課題を考える際に、ひとりひとりの「個」としてのいのちを尊ぶ、という観点は間違いなく重要です。ただ、それだけでは十分ではないのではないでしょうか。

そこでは、たとえば中絶や脳死といった倫理の問題において、「いのち」というものに対して西洋の生命倫理とは異なる捉え方をしてきた日本人の経験が一つの手がかりになるかもしれません。まず、人間のいのちを「個としてのいのち」として捉える傾向が強いキリスト教の影響を受けた西洋文化に対して、日本文化では「つながりのなかのいのち」という観点に親しみをもちやすい、という理由があげられます。また、もともと狭く決して豊かではない土地に多くの人間が住みつき、限界ある環境のなかで生き延びていくということを強く意識する傾向を備えてきて、さらに悲惨な戦争を経験した近代史のなかでそのことを一段と強く意識させられた、という理由もあるのでしょう。

しかし、「つながりのなかのいのち」という観点は、決して日本、またアジア地域に限られるものでもないようです。実際、現代西洋の哲学者マイケル・サンデルがエンハンスメントに歯止めをかけるための鍵となるものとして「いのちの恵み」、あるいは「予期せざるものを受け入れる姿勢」という観点を示しましたが、これらは「つながりのなかのいのち」という観点に通じるところがあります。また、「つながりのなかのいのち」を尊ぶのはエコロジー（生態学）や環境倫理の分野においては大前提の一つですが、エコロジーも環境倫理も、生命倫理と同じく、西洋的な世界観のなかから発展してきた学問であり、倫理思想でした。

どちらも同じように「いのちの尊さ」について考えることを基盤としながら、より直接的に「人間のいのち」を対象とする生命倫理においてはもっぱら「個としてのいのち」に重きが置かれ、「つながりのなかのいのち」が軽んじられてきたことは不思議にさえ思えます。そのために西洋社会において、中絶、あるいは脳死による臓器移植をめぐる議論では取り上げられることがなかったこのような観点が、今後、再生医療やエンハンスメントをめぐる議論において重視されるようになっていくのではないでしょうか。

「個としてのいのち」を尊ぶことの意義

ただ、このように述べるからといって、「個としてのいのち」という観点が今後、重要でなくなるわけではまったくありません。二〇一一年三月の東京電力福島第一原発の事故による福島原発災害では、国や自治体、企業などの集団を視野に入れて総量としてのコストを重視するために、まさにその土地に住み、直接的に被災することになった人たち、ひとりひとりの個としてのいのちが軽んじられる傾向がたいへん強く現れたことは、広く知られているとおりです。事故後も放射線の健康影響を懸念して避難や移住した人びとに対する支援はとぼしいものでした。地域の「復興」を優先するために「いのち」を守ろうとする個々人の意思が抑圧されたとして、多くの訴訟が起こされています。

市場経済が私たちの生活のすみずみにまで及び、「自己決定」が促され、個人主義が強調される傾向が社会のあちらこちらで強まっているようですが、実は、「個としてのいのち」はかえって軽んじられていく場面が増大しているようにも見えます。その意味でも、グローバル市場経済が拡大する現代社会において、政治的、倫理的な観点からは、「個としてのいのち」を尊ぶ、という視点はますます重要性を増していると言ってよいでしょう。

また、現在、二〇一〇年代の日本では権威主義的な政治が力を強めてきています。さまざまな場面において、言論・思想・報道の自由に対する抑圧がこれまで以上に加えられるようになり、基本的人権は軽んじられ、ついには「個人」という語を排除した憲法改正案が提示されるまでになっています。政財官界の有力者層が、国家の力に人びとが従順に従うことを強いる姿勢が目立っている、と言えるでしょう。日本国憲法の第一三条には「すべて国民は、個人として尊重される」とあり、また、第一九条には「思想及び良心の自由は、これを侵してはならない」とあります。これらは、民主主義社会においてすべての個人の自由と生存権が尊ばれることの重要性を示すものです。このような文脈において、「個人」がきちんと尊ばれるべきであることは、いくら強調しても強調しすぎることはありません。

しかし、個人のいのちの尊さを、また個人として自律することの重要性を強調することは、決して個人を孤立した存在として捉えることを意味するものではありません。すべての個人が尊い存在として扱われるとともに、それぞれの個人が自由で自律的な存在として生きることを目指す、そのような倫理的なあり方としての個人主義は尊ぶべきです。一方で、「個人を尊重する」という言い方で、人びとがつながりをもって生きている事実を軽視して、あたかも相互依存の関係から独立しているかのように見なすのは適切ではありません。

個人を孤立した存在として捉える考え方を存在論的な個人主義とよぶとすれば、それは人間の真実のあり方を捉えそこねているというのが、最後の二章で論じてきたことです。個人が個人として存在するためには、他者や集団、自然や環境との関係が、そして世代を超えた過去や未来とのつながりが必要です。そうした関係やつながりの働きを明確に捉えることによってこそ、「個としてのいのち」の尊さを守り、自律的な個人の倫理性を拡充することもできるのです。現代の生命倫理をめぐる議論から見えてくることは、倫理的個人主義を尊ぶ、そのような論点をも含んでいます。

「個としてのいのち」を尊ぶことと「つながりのなかのいのち」を大切にすることとの間に、葛藤が生じることがあるのは確かでしょう。おなかの中にいる胎児のまだ生まれてくる前のいのちを尊ぶことを重視する立場と、その新しいいのちを胎内に宿す女性自身の人権という立場と、人口調節によってつながりのなかでの生活の安定を尊ぶ立場――これらそれぞれの立場の間に対立が起きる、というのがその一例です。また、やがて遠からず死に向かう高齢に至った人の生存権を尊ぶ立場と、社会の限りある資源を分かち合うという観点から高齢者のために用いる医療資源を抑制するのを認める立場との間にも、やはり対立が生じることがあるでしょう。

ここには「限りあるいのちの自覚」という観点が関わっています。序章では、「幸福に満ちたいのち」を求める姿勢と「限りあるいのちの自覚」を尊ぶ姿勢を対置しました。現代のバイオテクノロジーは資本主義市場経済に随順し、「幸福に満ちたいのち」を求める意欲に傾きすぎて、「限りあるいのちの自覚」を置き去りにしがちなのではないでしょうか。「限りあるいのちの自覚」、という観点に立ってバイオテクノロジーのゆくえを見定めようとするとき、そこには大きな懸念が生じてくると思われます。何の疑いもなく頼っているバイオテクノロジーが暴走して、いつしか「いのちの尊さ」が軽んじられてしまいます。その場合の「いのちの尊さ」には、「個としてのいのち」の尊さと

「つながりのなかのいのち」の大切さ、どちらも含まれているのです。

おりんと辰平がいとおしんだもの

ここで、再び、本書の冒頭で紹介した『楢山節考《ならやまぶしこう》』に話を戻します。家族や村のいのちのために自ら死に向かって進んでいったのはおりん婆さんでした。序章では、息子の辰平《たっぺい》がおりんを背中から降ろし、おりんに促されて山を下りていくところまで紹介しました。実は、その先にこの物語のもっとも感動的な場面があります。辰平が山を下りていくと途中で雪が降ってきます。辰平は雪が降ってきたことに心を揺さぶられ、掟を破って再び山を登り始めます。

辰平は猛然と足を返して山を登り出した。山の掟《おきて》を守らなければならない誓いも吹きとんでしまったのである。雪が降ってきたことをおりんに知らせようとしたのである。知らせようというより雪が降って来た！　と話し合いたかったのである。本当に雪が降ったなあ！　と、せめて一言だけ云《い》いたかったのである。辰平はましら

のように禁断の山道を登って行った。（『楢山節考』九九頁）

おりんは背から頭に莚《むしろ》を負うようにして雪を防いでいますが、前髪にも、胸にも、ひざにも雪が積もっています。そして「白狐《しろぎつね》のように一点を見つめながら念仏を称《とな》えて」いました。

「おっかあ、雪が降ってきたよう」

おりんは静かに手を出して辰平の方に振った。それは帰れ帰れと云っているようである。

「おっかあ、寒いだろうなあ」

おりんは頭を何回も横に振った。その時、辰平はあたりにからすが一ぴきもいなくなっているのに気がついた。雪が降ってきたから里の方へでも飛んで行ったか、巣の中にでも入ってしまったのだろうと思った。雪が降ってきてよかった。それに寒い山の風に吹かれているより雪の中に閉ざされている方が寒くないかも知れない、そしてこのまま、おっかあは眠ってしまうだろうと思った。

「おっかあ、雪が降って運がいいなあ」

そのあとから、

「山へ行く日に」

と歌の文句をつけ加えた。

おりんは頭を上下に動かして頷《うなず》きながら、辰平の声のする方に手を出して帰れ帰れと振った。（同、九九－一〇〇頁）

雪が降って運がいい、というのは、〝塩屋のおとりさん運がよい　山へ行く日にゃ雪が降る〟という「楢山節」の歌詞と関わりがあります。

この村では雪など珍しいものではなかった。冬になれば村にもときどき雪が降り、山の頂は冬は雪で白くなっているのだが、おとりさんという人は楢山へ到着したときに雪が降り出したのである。雪の中を行くのだったら運の悪いことであるが、おとりさんの場合は理想的だったのである。（中略）雪が降り積れば行けない山であった。神の住んでいる楢山は七つの谷と三つの池を越えて行く遠い所にある山であった。雪のない道を行って到着した時に雪が降らなければ、運がよいとは云われないのである。この歌は雪の降る前に行けという、かなり限られた時の指定もしている

のである。(同、四四－四五頁)

「雪が降る」と、そのあとは、生者が生きているこの世と死者のいる場所との行き来が絶たれます。降り積もる雪は、死者をこの世を超えた清らかな彼方へと運ぶものであるということもできるでしょう。雪が降り積もった楢山は、先祖たちが安らぐ聖なる空間に変わります。そう捉えると、「雪が降る」ことが「運がいい」というわけがわかるのではないでしょうか。

二つのいのちのあり方をともに深めて

この物語には、老いた者の孤独と悲しみも深く描かれています。それは、おりんが自らの死を迎える楢山の光景として強く心に刻印されます。そのような孤独に押しつぶされることなく、辰平をやさしく励ますおりんの姿は感動的です。老いた者の慈しみがその深い孤独を超えていきます。その慈しみは自らが受けて来たいのちの恵みへの感謝の現れとも言えるでしょう。

ここに描かれているおりんの悲しみと慈しみは、「つながりのなかのいのち」の自覚とも「個としてのいのち」の自覚とも深く関わっています。そしてこの二つの自覚は不可分のものではないでしょうか。そのようなおりんの生き方に心を揺さぶられたからこそ、辰平は村の掟を破っても、おりんに会おうとします。ここにはおりんと辰平の、個と個の魂のふれあいが描かれています。

『楢山節考』は村や家族の限りあるいのちを尊ぶために、ときに個のいのちの存続を放棄することもある世界を描いた物語とも言えます。しかし、それはまた、おりんや辰平がお互いの個としてのいのちを尊び合う生き方を印象深く描き出す物語でもあります。この物語は、限りあるいのちの自覚を通して、人は「つながりのなかのいのち」の自覚と「個としてのいのち」の自覚の、双方を深めていくものだということを教えているようにも思えます。そして、これは日本人の読者だけに納得されるものではなく、世界各地の人々の心をも揺さぶるものなのではないでしょうか。

このように考えていくと、文化の違いや歴史的経験の違いによって隔たり合っているかに見える生命倫理の考え方ですが、深い次元まで降りていけば共通の地盤が見えてくるものとも考えられます。そのためにはそれぞれの文化や歴史の理解を掘り下げていくとともに、国際的な討議と対話を重ねていく必要があります。十分に差異を自覚し、それを手がかりとしながら、共通の地盤を明らかにしていく——本書はそうした意図をもった試論でした。

あとがき

「いのちを〝つくって〟もいいですか?」という問題を「哲学」的に考えなくてはならないと思うようになったのは、一九九七年二月、クローン羊のドリーが生まれたことが世界に報道されたときです。

いよいよ「いのちを〝つくる〟」ことができる時代に入ったわけですが、これをどう受けとめるべきか。この問題に取り組むために、当時の橋本龍太郎首相は、首相が議長を務める科学技術会議のもとに生命倫理委員会を設けました。この委員会で「ヒト胚の研究・利用」をめぐる倫理問題に取り組むことになったのですが、私はその委員の一人として討議に加わることになりました。

その後、二〇〇一年に省庁の再編があり、「ヒト胚の研究・利用」をめぐる討議は内閣府の総合科学技術会議のもとの生命倫理専門調査会に委ねられ、私は引き続きこの問題の討議に加わりました。その討議の結果として、二〇〇四年七月に「ヒト胚の取扱いに関する基本的考え方」という報告書がまとめられます。

私はこの調査会での討議が熟しておらず、報告書はたいへん不十分なものだと考え、他の委員たちとともに「対案」をまとめました。その経緯は、拙著『いのちの始まりの生命倫理——受精卵・クローン胚の作成・利用は認められるか』（春秋社、二〇〇六）に述べられています。しかし、その書物では考え足りなかったところを何とか補い深めていきたいという思いがありました。いわば、大きな宿題が残ってしまったのです。

その後、国のレベルではこの問題の討議はほとんど行われていません。しかし、生命倫理学をはじめとする諸領域の学者たちはこの問題を意識し、考察を深めようとしてきました。これは世界的な動向を反映したものです。私も私なりに「ヒト胚の研究・利用」という論題で問われた事柄を問い直す作業を続けてきました。

考えためてきたものを何とかまとめるべく背中を押してくれたのは、NHK出版の小林潤さんです。月刊『きょうの健康』に連載してみてはどうかというのです。それならばということで、仮に「いのちとモノ」と題し、小林さんと話し合いながら考えをまとめていくことになりました。始めてみると楽しく充実感たっぷりの仕事となり、二年間にわたって連載が続きました。そして、今度はそれを一冊の書物にまとめる段階に入ります。ここでも小林さんに大いに助けられました。

もう一人、連載の段階から伴走してくださったのは、すぐれた宗教学者であり、翻訳家であり、芸術家でもある中村圭志さんです。私のもつれがちな議論の要点を的確に捉えて、ユーモアあふれるイラストによってひと味もふた味も違う本にしていただきました。小林さんと中村さんとともにこの本の執筆に取り組めたことは、たいへん幸せなことでした。

この本の考え方がまとまるまでには、他にも多くの方々にご教示を受け、またお世話になっています。お名前をあげるのはすべて省かせていただきますが、この場を借りて皆さまにあつくお礼を申し上げます。

一九九七年から数えると、ここまで来るのに二〇年近くかかったことになります。その間に医学・生命科学がどんどん進んでいるのは言うまでもありません。考えていかなくてはならない課題はさらに膨らみ、その重みも増しています。読者の皆さんからのご感想やご批評をもいただき、さらに考えを深めていきたいと思います。

二〇一六年一月五日

島薗進

主な参考文献（並びは本書中で言及される順番）

手塚治虫『ネオ・ファウスト』（手塚治虫文庫全集）講談社、二〇一一
ラエル『クローン人間にYes！――科学による永遠の生命』無限堂、二〇〇一
リー・M・シルヴァー『複製されるヒト』東江一紀・真喜志順子・渡会圭子訳、翔泳社、一九九八
日本ダウン症協会（JDS）編著『ようこそダウン症の赤ちゃん』三省堂、一九九九
深沢七郎『楢山節考』新潮文庫、一九六四、二〇一〇改版（本書中の引用は改版より）
レオン・R・カス編著『治療を超えて――バイオテクノロジーと幸福の追求』倉持武監訳、青木書店、二〇〇五
『ヒポクラテス全集』第一巻　大槻真一郎編集・翻訳責任、エンタプライズ、一九八五
田中幹人編著『iPS細胞――ヒトはどこまで再生できるか？』日本実業出版社、二〇〇八
日経サイエンス編集部編『iPS細胞とは何か、何ができるのか』日経サイエンス社、二〇一二
グレゴリー・ストック『それでもヒトは人体を改変する――遺伝子工学の最前線から』垂水雄二訳、早川書房、二〇〇三
ハックスリー『すばらしい新世界』松村達雄訳、講談社文庫、一九七四（本書中の引用はこちらより）
オルダス・ハクスリー『すばらしい新世界』黒原敏行訳、光文社古典新訳文庫、二〇一三（一部の固有名詞はこち

らより）
レオン・R・カス『生命操作は人を幸せにするのか――蝕まれる人間の未来』堤理華訳、日本教文社、二〇〇五
マイケル・J・サンデル『完全な人間を目指さなくてもよい理由――遺伝子操作とエンハンスメントの倫理』林芳紀・伊吹友秀訳、ナカニシヤ出版、二〇一〇
ウィリアム・R・ラフルーア『水子――〈中絶〉をめぐる日本文化の底流』森下直貴・遠藤幸英・清水邦彦・塚原久美訳、青木書店、二〇〇六
岩田重則『〈いのち〉をめぐる近代史――堕胎から人工妊娠中絶へ』吉川弘文館、二〇〇九
『生命尊重NEWS　円ブリオにほん』平成一四年秋号、生命尊重センター、二〇〇二
フランシス・フクヤマ『人間の終わり――バイオテクノロジーはなぜ危険か』鈴木淑美訳、ダイヤモンド社、二〇〇二
有元正雄『真宗の宗教社会史』吉川弘文館、一九九五
波平恵美子『いのちの文化人類学』新潮選書、一九九六
レネイ・フォックス、ジュディス・スウェイジー『臓器交換社会――アメリカの現実・日本の近未来』森下直貴・倉持武・窪田倭・大木俊夫訳、青木書店、一九九九
柳田邦男『犠牲《サクリファイス》――わが息子・脳死の11日』文藝春秋、一九九五

島薗 進　しまその・すすむ
一九四八年東京都生まれ。東京大学文学部宗教学科卒業。同大学院人文科学系研究科博士課程単位取得退学。同大学院人文社会系研究科名誉教授。現在、上智大学神学部特任教授、同グリーフケア研究所所長。主な研究領域は、近代日本宗教史、比較宗教運動論、死生学。著書に、『いのちの始まりの生命倫理――受精卵・クローン胚の作成・利用は認められるか』（春秋社）、『日本人の死生観を読む――明治武士道から「おくりびと」へ』（朝日新聞出版）、『宗教・いのち・国家――島薗進対談集』（平凡社）、『物理学者池内了×宗教学者島薗進――科学・技術の危機 再生のための対話』（池内了との共著、合同出版）ほか多数。

本書は、ＮＨＫテレビテキスト『きょうの健康』二〇一三年四月号～二〇一五年三月号に連載された「いのちとモノ」をもとに、大幅に加筆・再構成したものです。

いのちを〝つくって〟もいいですか？
――生命科学のジレンマを考える哲学講義

二〇一六（平成二八）年 一月三〇日 第一刷発行

著者 島薗 進

発行者 小泉公二
発行所 NHK出版
〒一五〇-八〇八一 東京都渋谷区宇田川町四一-一
電話 〇五七〇-〇〇二-一四一（編集）
〇五七〇-〇〇〇-三二一（注文）
ホームページ http://www.nhk-book.co.jp
振替〇〇一一〇-一-四九七〇一

印刷 亨有堂／大熊整美堂
製本 藤田製本

ISBN978-4-14-081694-3 C0036